掌控精力

[日]久贺谷亮 著
金磊 译

浙江教育出版社·杭州

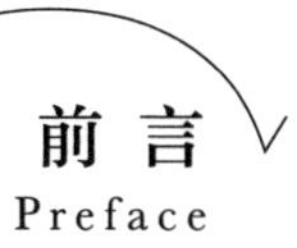

前言
Preface

无论多少岁，人的大脑都能不断成长

“跟几年前相比，现在做事情时总是很难集中注意力……”

“虽然做的还是跟以前一样的工作，但大脑更容易感到疲劳……”

“最近，记忆力慢慢变得越来越差了……”

各位读者朋友，您是否也曾有过这样的感受呢？

“看来是上了年纪呀……”

“毕竟不再年轻了……”

也许，大多数人只能这样自我安慰，然后就束手无策了吧？但是实际上，近年来的科学研究正在颠覆“大脑的衰老无法停止”“成年人的大脑不再成长”这样的观点。也就是说，无论岁数有多大，大脑都能保持不断地成长。而且，要实现这一点，可以通过一定的方法。

全世界都热衷于“衰老研究”

现在，全球范围内关于“衰老”的科学研究正在如火如荼地进行着。

Google（谷歌）投资创立了进行抗衰老研究的公司“Calico”。

Facebook（脸书）的创始人扎克伯格与夫人每年会拿出400万美元的奖金，用于以“延长人类寿命”为目标的科学研究。此外，像PayPal的创始人彼得·蒂尔、Oracle（甲骨文）的联合创始人拉里·埃里森等，也都一直在向进行“长寿研究”的初创公司捐献或投资巨额的资金。

美国SENS研究基金会因专注于研究“长生不老”而获得了大量的投资，该财团的遗传学家奥布里·德·格雷博士甚至提出了“人类未来将能活到1000岁”的惊人观点。

为什么衰老科学（Aging Science）会如此受人瞩目呢？

“一个经久耐用的大脑”是不可或缺的

长生不老是人类长久以来的梦想。佛教所言“人类的痛苦”（生老病死）中，也包含衰老这一项。因此，衰老真可谓是一个既古老又新鲜的话题。而且，对于生活在现代的我们来说，衰老在某种意义上也成了一个热点问题。例如，大家都在宣扬今后“人类的寿命将会变得越来越长”。

像“人生 100 年”这样的说法也出现了。特别是在日本，“退休后的工作方式”“第二人生事业”等都已成不可回避的话题。未来，“60 岁退休，在家一边看电视打发时间，一边靠退休金度日”的状态将会成为过去时，“不管多大岁数，都仍要继续学习和工作”的生活方式将成为一种常态。

因此，仅拥有健康、能劳动的身体是远远不够的，我们还要适当地保养自己的大脑，使其成为经久耐用的大脑才行。

而且，大家要知道的是，由大脑疲劳而引起的衰老，从二三十岁起已经开始了。

除了提高大脑的运转效率外，还要注意训练大脑适应长时间运转的耐力——对自己大脑的保养，也是现代人不可或缺的一项工作。

为何有的人即使上了年纪，大脑依然很年轻

目前，我作为美国洛杉矶心理诊所（TransHope Medical）的院长，致力于改善每个人心脑不调的状况。在此之前，我在耶鲁大学学习过尖端的脑科学，一直在进行有关大脑衰老的研究工作。回到日本后，我也曾从事过临床医疗的一线工作。

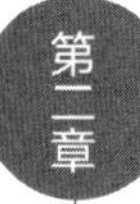

大脑就是这样不断衰退的

——β-淀粉样蛋白与大脑的可塑性

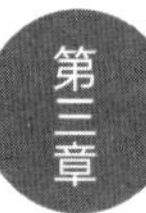

围绕“认知”的衰老科学知识

——现代人“衰老恐惧”的真相

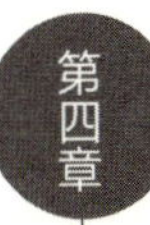

世界“衰老研究”的最前线
——运动、饮食、睡眠、压力

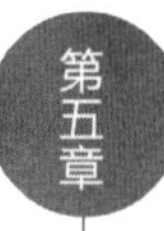

第五章 让大脑保持成长最简单的方法

——通过冥想来抑制“杂念的脑回路”

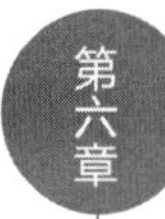

第六章 衰老是“大脑的一种进化”

——衰老的积极面

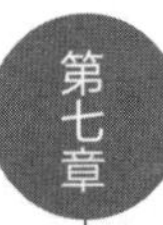

不让大脑陷入“停滞”的最强方法集
——8 种日常正念疗法

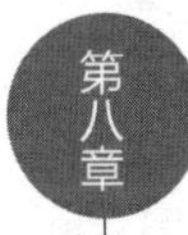

克服“大脑的老化”
——胆怯的杏仁核与对死亡的思考

先睹为快！

三大方法，让大脑不断成长，活力满满！

这里的内容是为那些只想知道到底该怎样做的读者准备的。

这里展示的三大方法，是从本书内容中严格筛选出来的。

各位在看完本书后，也可将此处当作简单的内容总结来复习。

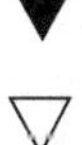

方法

1

每天都能做的事情——正念呼吸法

能够消除大脑疲劳，是所有冥想的基本形式

详情
请参阅

P100～

十分有效！

· 减轻压力
· 抑制杂念
· 集中注意力
· 增强记忆力
· 控制情感
· 改善免疫机能

① 掌握基本姿势

· 坐在椅子上（轻轻伸展背部，让后背离开椅背）
· 放松腹部，手摆在大腿，双脚不要交叉
· 闭上眼睛（如果睁着眼的话，请凝视两米开外的事物）

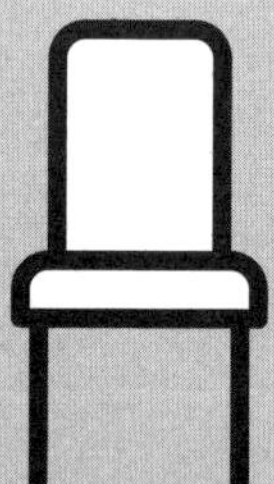

② 将意识投向身体的感觉

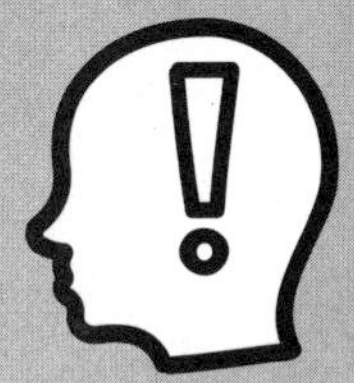

- 接触的感觉（脚底与地板、臀部与椅子、手与大腿等）
- 身体受地球吸引而产生的重力感觉

③ 注意你的呼吸

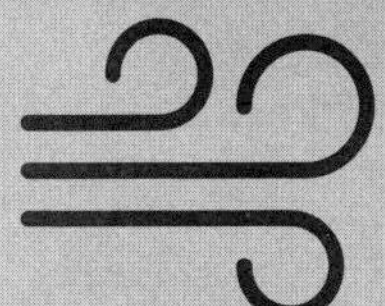

- 有意识地感知与呼吸相关的感觉（鼻子中流动的空气、空气进出带来的胸部与腹部的起伏、呼吸与呼吸之间的间隙、每次呼吸的深度、吸气与吐气的温度差异等）
- 不要刻意去控制或做深呼吸（推荐用鼻子呼吸。等待每一次的自然呼吸）
- 给每一次的呼吸都标上“1”“2”……“10”，会比较有效果

④ 当内心浮现杂念时……

- 注意到杂念的出现，并将注意力重新放回到呼吸上（呼吸是“意识之锚”）
- 产生杂念理所当然，不必责怪自己

注意点

- 每天练习10分钟，将其作为一种习惯坚持下去
- 根据内心的状态，综合使用“慈爱冥想”（参见第129页）与“平静冥想”（参见第142页）两种方法

方法

2

运动中都能做的事情——正念·节奏

做运动能有效预防『脑萎缩』

十分有效！

·提升记忆技能（增加大脑容积）

·排出脑内废弃物

·防止细胞老化

·增加抗氧化物质

·预防阿尔茨海默病

① 掌握基本姿势

·坚持做40分钟左右的中等强度（=最大心跳数的60%左右）有氧运动。最好是每周3次，每次慢走40分钟

·运动节奏训练。例如，3分钟的快速跑后休息3分钟（仍在走路），以此反复4遍

·腰围与臀围的比值很重要（腰围越粗，“端粒”缩短的风险就越高）

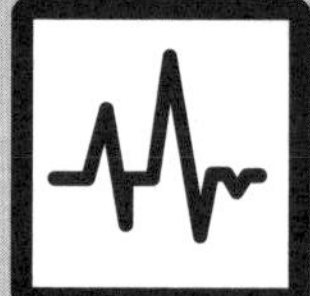

详情请参阅 P066~

② 正念·节奏

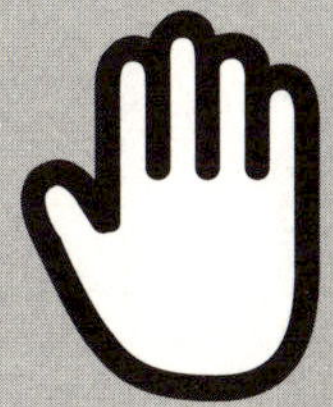

- 慢跑/慢走的过程中降低速度（或者站立），感知血液流动到手脚末端的感觉，以及呼吸减弱时的变化
- 不要勉强自己。不要与过去的自己做比较。主要根据当天身体的状况来做
- 以“上帝之眼”来审视运动中的痛苦感（就像灵魂游走出身体的感觉）

③ 运动冥想

- 广播体操、瑜伽、气功、太极拳等，缓慢的练习方式
- 虽然要制定练习的目标，但不要总是关注“还剩下多少”
- 注意步行时身体的感觉（两脚的状态、两脚离地的感觉、肌肉关节的运动、体重移动的感觉等）

注意点

- 在泡澡、淋雨、刷牙、化妆、理发、换衣服等时候，有意识地注意身体的运动，也是比较有效果的（抑制压力荷尔蒙的分泌还有美容的效果哟）
- 通过重量训练来增强肌肉组织，但是却无助于“端粒”的生长。最适宜的还是有氧运动

方法

3

吃饭时能做的事情——正念·饮食术

除了『食物』以外，也要改变你的『饮食方式』

十分有效！

· 预防肥胖、啤酒肚
· 抑制暴饮暴食
· 消除氧化压力
· 有助于『端粒』生长

① 对“吃饭”抱有意识——饮食冥想

· 吃饭前有意识地思考“为什么想吃东西呢”，多注意食物的外观、香味、温度、触感等
· 像小孩子一样对“吃”抱有好奇心
· 注意口感、温度、味道的变化等，并思考食材的由来

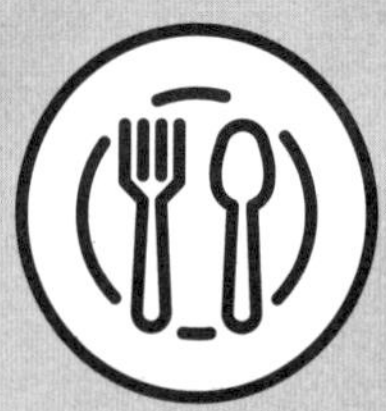

详情请参阅
P069~

② 从“依存”中摆脱出来——RAIN

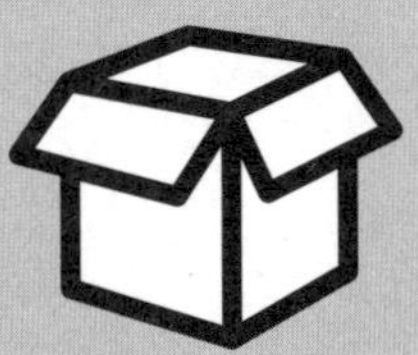

- 是否会有超出必要的“想吃”“想喝”的渴望感？当你得到满足时，身体会发生什么样的变化？
- 当这种渴望感很强烈时，要分四个步骤来加以认知：“对渴望感的认知”（Recognize）→“接受它”（Accept）→“检查身体的变化”（Investigate）→“变成文字”（Note）

③ 挑选食物——冥想·瘦身

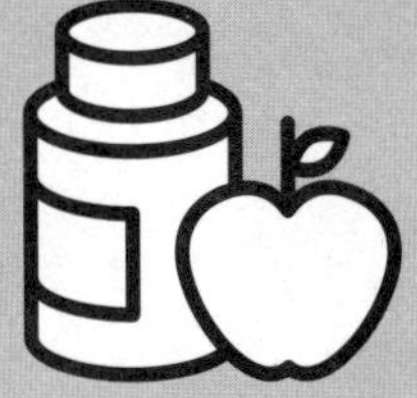

- 尽量养成以下饮食习惯
- [1]至少每天吃三次全粒谷物，每天吃一次绿叶蔬菜和其他蔬菜
- [2]每天的零食中都有坚果
- [3]隔一天吃一次豆类
- [4]每周吃两次以上鸡肉或梅子
- [5]至少一周吃一次鱼
- [6]每天可以喝一杯葡萄酒
- [7]多用橄榄油
- [8]一天的黄油摄入量以不多于一杯为宜
- [9]奶酪、快餐和油炸食品，最好一周不多于一餐

注意点

- 多注意富含ω-3脂肪酸的食物（金枪鱼、叶类蔬菜）。数据显示其具有抗氧化作用，并有32%的可能性预防“端粒”缩短
- 关于饮食的问题，有很多错误的或未经证实的说法，大家要注意甄别

第一章

为何会有人“一直年轻”或“一下子变老”

——“长寿遗传因子”与“衰老”的科学

“很丑吗？”

我正坐在“永恒”养老院的餐厅里吃早餐，有人过来跟我搭话。我一看，原来是昨天遇到的那位叫斯科特的老人。

昨天，我正准备回去时突然晕倒了，是他伸出援手将我背到客房的。后来，在养老院管理员卡尔文的好意挽留下，我才在这里留宿了一晚。也许是因为时差还没有倒过来吧，一大早我就醒了。不过，好在这里的餐厅从早上 5 点起就开始提供早餐了。

看来，上了年纪的人真是起得早啊。虽然天色还很昏暗，但有不少老人已经起床，开始陆陆续续地来餐厅吃饭了。我并没有在人群中看见外婆的身影，她应该还在睡觉吧。

“想必在你看来，老年人的样貌都很丑吧？”

虽然我一直没有回答斯科特的问题，但他好像已经看穿了我的内心想法。于是，他又问了一遍。我只好长叹一口气后回答道：“嗯，我确实是这么想的。”

我刻意挑了一个远离人群在窗户旁的位子，但那些老人喝汤时发出的声响，还有咳嗽、擤鼻涕的声音，却仍能听得一清二楚。这让我内心感觉很不好——为什么上了年纪的人，就一点也不注意自己的仪态了呢?

“虽然我是有那样的想法，但昨天还是要多谢您的帮助啊。”

我打算就此结束彼此的对话，于是边说边向斯科特点头致谢。老人却发出奇特的笑声，然后一边点头，一边开始说道：“不，不，你太客气了。那……如果你真想谢我的话，能否赏光早餐后到我的房间来，一起喝杯茶呢？”

“……”

他接着表示“因为我帮助了你，所以希望你也能帮助我，来我房间当一个可以聊天交流的对象”。有那么一瞬间，我竟语塞了，不过很快就释然了。虽然他的要求有些过分，但毕竟我得到过对方的照顾，这也是事实。面前的这位老人脸上布满了皱纹，身材也比我瘦小，如果对方真图谋不轨的话，我相信自己也能对付得了。

我微笑着接受了斯科特的邀请。看来，要想在这里打开人际关系，就必须得“有借有还”啊。

“嗯……我很乐于前往。”

克服“衰老”最有效的方法

一走进他的房间，首先映入眼帘的是占满两面墙的大书柜，书柜里满满当当地摆放着书籍。与其说这是一个养老院的房间，不如说更像大学里的一间研究室。“为什么大部分都是与神经科学有关的书？”

斯科特并没有马上回答我的问题，而是用非常舒缓的动作，往茶几上事先摆好的两只茶杯里冲泡绿茶。貌似因为我是日本人，所以才特意准备的吧。“那些啊，都是之前在日本买的，因为我很喜欢看这方面的书。”

他一边说着，一边端起面前的茶杯，开始喝茶。他的喉结不断地滚动着，整个脖颈看起来就像被拔了毛的鸡脖子，令人感到毛骨悚然。他方方的脸上衬着一对大大的眼睛，头上的头发虽然已稀疏了，但大大的脑袋给人一种“聪明绝顶”的感觉。经过仔细观察，我发现这是一个有着奇特相貌的老人，让我不知不觉间竟回想起了小时候看过的《妖怪图鉴》中的插图。

“那么，说说你为何会如此惧怕衰老呢？”

这个老头还真是喜欢刨根问底啊。虽然我有一点点厌烦的情绪，但既然被对方问到了，就只好老实交代了。

“也许是受了我母亲的影响吧。”我回答道，“她在日本是一个小有名气的女演员，但私下里在家时，她更像一个‘抗拒衰老的魔鬼’。我在这样的母亲身边耳濡目染地长大，自然也就变得很讨厌年龄的增长吧。”

“原来如此。你母亲也就是亚希子的女儿……要是这样的话，确实也是没办法的事啊。

“脸上开始长出皱纹，头发变得花白，腿脚也不如从前，视力和听力都逐渐衰退。不知不觉间，连记忆力也变差了，有的人最后都不记得自己的事情了。而且，还会被周围的人疏远，沦落成谁都不愿意与之打交道的人，最终孤老而死……年龄的增长，没带来一件好事。”

斯科特边微笑边点头。

“不仅如此，美羽你们这一代人可能会更麻烦哦。有关统计显示，日本人的平均寿命今后每 10 年就会再延长约 1 岁。等美羽你到 80 岁的时候，日本人的平均寿命恐怕就已经超过 90 岁了呢。也就是说，你今后还有很长一段时间要和你特别讨厌的衰老共处哦。即使感到厌烦也——”斯科特注意到我脸上失望的表情，便赶忙把话打住，“哎呀，只是开个玩笑。不过，还是要感谢你今天能接受邀请，到我这里来一起喝茶、聊天。作为回礼，我就教你如何克服这种对衰老的不安吧。

“其实说起来特别简单，那就是要了解你的对手。我们之所以会心生不安，往往源于对对方的一无所知。因为我们不清楚衰老到底是怎么一回事，所以才会让自己对衰老的恐惧与日俱增。坊间流传的那些抗衰老的方法，也从来都不告诉你何谓衰老，只是不断地灌输给你这样的信息——如何逃离衰老。而真正的抗衰老应该是从科学地理解何谓衰老这件事开始的。”

为何谷歌会热衷于“衰老研究”？

视线抬起的那一刻，我发现斯科特的眼睛正像某种独立的生物一样在盯着我。此刻，我对眼前这位老人的印象已经完全改变了。

“科学地……理解……衰老？”

“是的。衰老可是现如今最热门的前沿科技话题之一呢。近年来，在这方面取得突破性成果的，就是加利福尼亚大学伊丽莎白·布莱克本①等人所做的研究。他们也因此项研究获得了2009年诺贝尔生理学或医学奖。

“抗衰老的热潮也不仅限于学术研究的领域。谷歌公司的联合创始人拉里·佩奇在2013年就投入巨资，组建了名为‘Calico’的公司。这是一家专注于抗衰老及其相关疾病基础研究的公司。该公司的CSO（Chief Scientific Officer，首席科学家）大卫·博特斯坦②一直以来都在研究衰老细胞的特质。

“说到Calico公司的竞争对手，那就应该是非营利性的SENS研究基金会了。该基金会不仅研究延缓衰老的方法，还提出要用科学的手段让人们返老还童。其CSO则是遗传学家奥布里·德·格雷博士③，他在纪录片《有人生还》(*The Immortalists*) 中就曾断言‘衰老是一种疾病’‘长生不老并非遥不可及的梦想’。据他所言，现在已经60多岁的这一代人中，有人能够活到1000岁。

“有意思的是，很多创业者和投资家都会投资与衰老有关的科学研究。我想理由应该有两种：其一，对衰老的研究跨度很长，不可能

---

① 伊丽莎白·布莱克本（Elizabeth H.Blackburn）：美国加利福尼亚大学教授，2009年诺贝尔生理学或医学奖获得者。与人合著有《端粒效应》一书。——译者注

② 大卫·博特斯坦（David Botstein）：美国普林斯顿大学著名的遗传学家。——译者注

③ 奥布里·德·格雷（Aubrey de Grey）博士：英国遗传学家。——译者注

完全靠政府来提供研究的经费；其二，‘长生不老’是人类一直以来的梦想。例如，给 SENS 等机构投入大量资金的彼得·蒂尔[①]，就真的对‘实现长生不老’这样的事情充满了热情。而甲骨文公司的创始人拉里·埃里森、脸书的创始人马克·扎克伯格等，也都对衰老研究表示过浓厚的兴趣。”

斯科特就这样滔滔不绝地说着，而我则被他所说的内容完全震住了。诺贝尔奖、谷歌公司、彼得·蒂尔……这么看来，不得不承认衰老的确是对现代人来说前沿、最热门的事情了。虽然有关衰老的科学研究已经取得了很大的进步，但我仍在埋头开发用以煽动人们对衰老的恐慌情绪的“Elpis II”，这让我感到羞耻至极。

衰老是会“传染”的——细胞老化与海夫利克极限

“那么说到这里，我们还是先来了解一下衰老的一般原理吧。”斯科特没等我回应，便继续开始他的“授课”了。是的，这对我来说确实就是一堂课。我原本以为只是来和“怪老头”闲聊，没想到不知从什么时候开始，就被他所说的内容吸引住了。

---

① 彼得·蒂尔（Peter Thiel）：美国企业家与风险资本家，也是对冲基金的管理者和国际象棋手。PayPal 的共同创建者之一。——译者注

“我们就以美羽你最讨厌的皮肤老化来举例子吧。随着年龄的增长，皮肤会慢慢出现皱纹，也会失去原有的弹性，变得越来越松弛。你知道这是为什么吗?

“构成皮肤的表皮细胞，其自身会不断地进行分裂，从而保持皮肤的新鲜状态。但是，其中一部分细胞会在这个过程中逐渐失去原有的功能，甚至停止继续分裂。这就叫作‘细胞性老化’（cellular senescence）。

“体细胞之所以会变成老化细胞，其中存在着各种各样复杂的原因。例如，我们通过呼吸来获得氧气，但这实际上也是对细胞的一种消费。在这个过程中，会生成一种名为‘自由基’（free-radical）的物质。目前的研究已经表明，自由基具有破坏性的作用（氧化应激[①]），会导致细胞陷入老化的状态之中。此外，DNA 出现问题、线粒体功能不全、受紫外线照射和接触化学物质等因素，都会使体细胞发生老化。

“而且，更麻烦的是这种老化是可以‘传染’的。废弃物、脂褐素等一些‘垃圾’堆积后的老化细胞，会产生一种名为 SASP（Senescence-Associated Secretory Phenotype，细胞衰老相关分泌现象）的炎症物质，从而促使其周围的体细胞也发生老化。这种老化会在全身范围内发生，而不仅限于身体的某个部位。可以说，这是在细胞层面上发生的变化机制。”

我的头脑中浮现出了一个装满了橘子的盒子。只要其中有一个橘

---

①氧化应激：机体活性氧成分与抗氧化系统之间平衡失调引起的一系列适应性的反应。这会干扰细胞正常的氧化还原状态。——译者注

子发霉了，很快就会扩散到周围的其他橘子上。我想自己的细胞也正在发生着类似的事情吧。

“要是这样说的话，只要避开那些能引起体细胞老化的因素，就可以永葆年轻的肌肤，不是吗？”

我好不容易找到了提问的间隙。

“从某种意义上来说是这样的，只是，老实说事情没那么简单。因为，体细胞的分裂也是有其极限次数的。学术界将这一极限的次数叫作‘海夫利克极限’。在人类身上，这个数字大概在50次。

“有趣的是，在其他生物的身上会出现例外的情况。据发现海夫利克极限的列奥那多·海夫利克[①]介绍，像鲨鱼和鳄鱼等动物的体细胞中，似乎就不存在分裂次数的极限。说到这里，我猜有的人是不是很想投胎做鲨鱼或者鳄鱼了呀？”

真是，说话又毒舌了。日语中有一个词叫“鲨鱼皮”[②]，看来他是从未听说过吧……

“达到分裂极限的细胞会变成什么样呢？”

“几乎都会变成老化细胞，最终死掉。包括人类在内，生物的体细胞似乎从一开始就被设计成‘会杀死自己生命’的样子。这种自杀的机制，也被称作‘细胞凋亡’。目前还没搞清楚其产生的具体原因，也许这就是宿命吧。”

---

① 列奥那多·海夫利克（Leonard Hayflick）：美国微生物学家。——译者注

② 鲨鱼皮：意思是指干燥、粗糙的皮肤。——译者注

为何同年龄的人会有“衰老者”和“年轻者”之分？——长寿基因“端粒”

“斯科特，今天真的要谢谢你。不管怎样……给我上了如此有趣的一堂课。让我更好地了解了有关衰老的真相。”不过，衰老果然还是无法避免的呀。起先对此还抱有期待的自己可真是傻瓜一个。我这样想着，伸手去取一旁的手提包。

“那个，请稍等一下，我的话还没有说完哦。接下来要提到的，就是诺贝尔奖级别的科学大发现——长寿基因！”

“什么？”刚起身的我不禁又重新坐回到了椅子上，“什么……长寿基因？”

“是不是让你感觉不可思议啊？明明人类的海夫利克极限都大致相同，为何有的人很早就表现出老态，而有的人一直看起来都很年轻呢？也就是说，细胞的死亡和老化的速度也存在快慢之分，这又是为什么呢？”

“是因为长寿基因吗？”

“正是。你知道吗，我们的基因都被装在一个名为‘染色体’的容器之中。在染色体的末端有一种类似帽子的结构，这部分的长度决定了细胞的寿命和老化速度。我们将末端的这部分构造，称作‘端粒’。细胞每进行一次分裂，染色体的端粒就会变短一点点。也就是说，当端粒缩短到极限的状态时，就是海夫利克极限了。还有之前提到过的被 SASP 炎症物质所影响的细胞，目前也已能确定其端粒同样发生了短缩现象。如果将小孩的体细胞与老人的体细胞进行比较的话，会发现老人的端粒长度更短。因此，要想预防细胞的老化，实现真正持续的年轻状态，几乎就等同于确保端粒的长度。”

“我感觉染色体就好比是鞋带一样呢，其末端的小塑料帽就是端粒。如果端粒逐渐变短的话，最终就会让整根鞋带都散掉了。”

“说得非常对！发现端粒的布莱克本等人也用过相同的比喻呢。”

65岁的人其端粒的长度已缩短至“婴儿的一半不到”——端粒酶的分泌

“重要的是，为何端粒的缩短速度会因人而异呢？”

“嗯，这里需要关注的一个东西，就是一种名为‘端粒酶’的生物酶。端粒酶能够修复在细胞分裂过程中损失的端粒。简单来说，端粒酶分泌得越多，就越能帮助保住端粒的长度。

“我之前说过，细胞分裂的次数是有其极限的。但是，实际上像皮肤、骨骼、神经等细胞（分化细胞），其本质上就是干细胞，而干细胞在理论上是可以进行半永久式分裂的。正是由于干细胞充分分泌出了端粒酶，才能确保端粒的长度。”

端粒以及能够将其修复的生物酶……

已经年过三十的我，身体内的端粒应该也已经变短了吧。而被称作“美魔女”的母亲，她体内的端粒的长度，应该还很长吧。

“端粒也被人称作‘长寿基因’。但严格来说，其本身既不是细胞，也不是基因。它属于染色体的一部分，和基因一样，只不过是DNA 的序列而已。

“一般的基因都是由腺嘌呤（A）、胸腺嘧啶（T）、鸟嘌呤（G）、胞嘧啶（C）进行各种排列组合构成的。然而，端粒的特点则是以TTAGGG 这样的核酸序列，反复不断地延续而成。顺便说一下，这种TTAGGG 的反复核酸序列在新生儿体内大约有 10000 对，而 35 岁的成年人体内则有 7500 对，65 岁的成年人体内仅剩 4800 对。”

端粒会缩短多少?

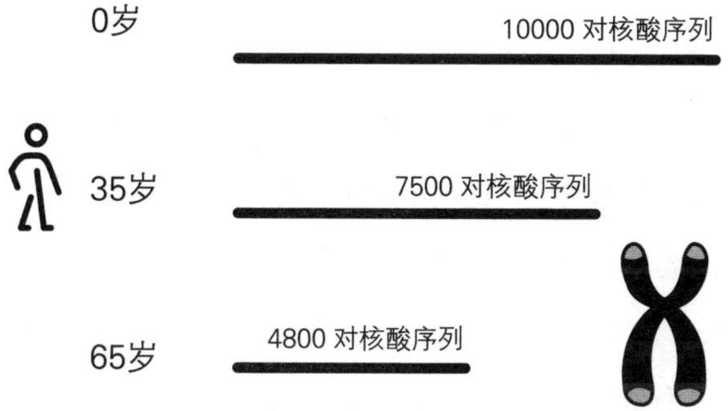

0岁 10000 对核酸序列

35岁 7500 对核酸序列

65岁 4800 对核酸序列

我正好 35 岁，所以注意到斯科特在说的时候，特意瞟了我这边一眼。恐怕，我体内的端粒水平仅剩新生儿的四分之三了吧……

“也就是说，如果能让端粒酶正常发挥其作用的话，不就是现阶段基于科学所能做到的最强抗衰老方法吗？！”

“的确如此。实际上，人的相貌也与端粒的长度息息相关呢。有研究结果证实，那些看起来很年轻的人，其端粒也会比较长。

“稍微极端点来说，端粒酶不仅能够预防和延缓端粒的缩短过程，甚至还能逆转时针，堪称‘能返老还童的生物酶’。”

听到“返老还童”四个字，我不由得倒吸了一口气。

照顾好端粒才能确保“健康”——健康年龄与疾病年龄

“端粒的长短，关系到寿命的长短。从某种意义上来说，它也是我们寿命的晴雨表。”

我的头脑中又浮现出外婆的样子。那样富有活力的外婆，竟突然就衰老了，是因为体内的端粒缩短加快所导致的吗？

“提到寿命，很多人都对其有误解，认为延长寿命就等于长寿。然而，这种观点简单来说只不过是在无限推迟死亡到来的时间而已。无论有多长寿，如果一直都是在疾病和痛苦中度过，抑或一直是卧床不起的状态，你又会作何感想呢？”

“虽然我现在还很年轻，但是如果老了以后一直是那种状态的话，还是赶紧得病死掉更好吧。”

“也就是说，认真想来，人类真正期望的，其实是延长健康寿命，也就是延长健康年龄。”

“健康年龄？”

“嗯，无病无灾、健健康康地生活的年龄。日本男性的健康年龄平均是 71.19 岁，女性则是 74.21 岁（2013 年）。相对地，疾病年龄则平均为 10 年左右。”

“平均算下来，在死之前还有 10 年的时间是与疾病相伴呢？！”

“而且，据说我们的寿命今后还会继续增加。畅销书 *Life Shift*[①] 中就提到，2007 年出生的日本小孩中，有 5% 的概率会活到 107 岁。看来，人生 100 年的时代终于要到来了。

“不管怎样，最为关键的一点还是端粒。根据日本统计的数据显示，端粒越长的人，越不容易患上动脉硬化。通过延缓细胞的老化，人们患上糖尿病、癌症、心脏病等慢性疾病的概率也会大大减少。

“总而言之，端粒不仅决定了我们的寿命，还与健康年龄息息相关。端粒很长，意味着健康活着的时间也会很长。对于现代人来说，要想延长寿命，‘照顾好端粒’是避不开的话题。”

* * *

“防止细胞老化，让自己永葆年轻的外表和健康的身体……实现这一梦想的秘密，竟然就隐藏在我们每个人的染色体末端……一想到这里，总是让人激动不已。”

这的确是我的真心话。原本打算敷衍聊天的心情，现在早已消失不见了。

---

① 由心理学家琳达·格拉顿和经济学家安德鲁·斯科特共同编著。——译者注

“嗯，长寿基因有可能实现人类一直以来的愿望，真可谓是一项了不起的大发现。

“不过……美羽，你好像从一开始就在担心身体的衰老，那这里呢？”

说着，他用手指指向了自己的脑袋。

“啊，你是指……大脑的衰老？”

“比如，和20多岁时相比，你是否感觉自己的注意力，还有记忆力都有所衰退呢？”

斯科特微笑着点出了我的痛处。的确，正如他所言，以前，无论连续工作几个小时，我都能一直集中注意力，可最近却总是会想别的事情。上班时容易走神，现在看来并不是和悟司分手导致的。

“脑细胞中也存在端粒吗？”

“当然！而且，端粒的缩短也会直接导致脑细胞的老化。有研究报告表明，端粒较长的人，其记忆力往往也会很好。如果能维持好脑细胞的端粒长度，即使年龄再大，也能保持头脑聪明伶俐的状态。”

我立刻又想起了自己的外婆。很显然，她已经出现了阿尔茨海默病的一些症状。临来探望她之前，我还特意打电话给她，告诉她“我要过去见你”。可当我抵达后，她竟已经把这件事忘得一干二净了。

而且，昨天如果不是卡尔文告诉她我是谁，即使我已经走近她了，她也依然没有认出我来。这不仅仅是记忆力，而是认知机能的整体衰退吧。如果能修复好她体内的端粒的话，说不定就……

“斯科特，有没有能阻止大脑衰老的方法？如果有的话，请你一定要告诉我！”

老人似乎早已看透了我的想法，他还是那样发出高亢而又奇怪的笑声。

“啊，不要急，不要急。我非常能理解你此刻的心情……不过，今天我们的对话就到这儿了。”

说完，他从摇椅上起身，走到里屋，在床上躺了下来。

“为、为什么？”

他闭着眼睛回答了我的疑问。

“当然……因为，我累了！请不要难为一个上了年纪的人。”

“……”

我哑口无言。别人帮了自己的忙，我们口头上都会说一句“您辛苦了”。没想到，还真有人会因此就开始睡午觉了……

“那我们就约定下周五的这个时间再见吧。”

就这样，我决定住进“永恒”养老院（管理员卡尔文倒是感到非常惊讶）。从那以后，我每周都会拜访斯科特的房间，跟着他学习基于科学知识的终极抗衰老方法。

我的美国之旅，竟然快速地转向了我从未预想过的方向。

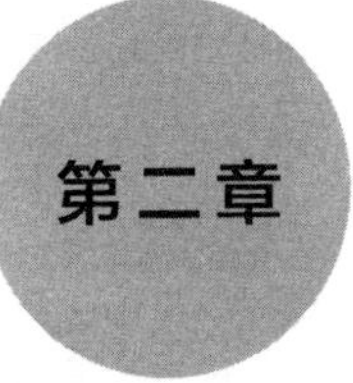

第二章

大脑就是这样不断衰退的

——β-淀粉样蛋白与大脑的可塑性

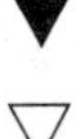

耶鲁校园巴士穿梭于黄昏之中，迎面的秋风令人感觉心旷神怡。

看来，我所做的选择是正确的。

耶鲁大学就坐落在紧挨着“永恒”养老院的纽黑文市。

自从得知外婆住进养老院后，我就在关注这所大学是否有招募企业研究员的信息，然后抱着试试看的态度递交了申请。

耶鲁大学可是被纳入“常春藤联盟”的美国首屈一指的名校。原本我是没抱太大期望的，没想到非常幸运地收到了录取回执。因此，我才来到了美国。

其实，来陪外婆才是我此次“学术研究”的目的所在。

在耶鲁大学，即便是在“语言学”这门课的课程表中，也会包括阿卡德语（古代西亚两河流域阿卡德人所用的语言）、祖鲁语（南非共和国所用的语言）等40多种语言的讲座。

由此可见，这里聚集了来自世界各国的学生和研究学者。纽黑文市的街道，绝对算不上热闹，但这里却汇集了世界顶级知识分子们的学术热情。

我作为研究员被分配到实验室里，并受到了成员们的热情欢迎。在一番寒暄后，我乘上了在校园内穿梭的免费公交车——耶鲁校园巴士，一方面憧憬着即将开始的生活，另一方面也想念起了自己的外婆。

外婆仿佛变成了另一个人的样子。即使不提几天前再见面时的场景，我也还是注意到外婆的神志开始变得不清了。虽然并没有影响到日常的交谈，但偶尔还是会发生口齿不清的情况。

不管多么聪明的人，一上了岁数难道都会变成那个样子吗？

和一心只关心自己外表的母亲不同，能从这样感性和知性兼备的外婆那里继承她的 DNA，是我这辈子最骄傲的事情。

“我特别不想成为徒有外表的人！不过，没关系。毕竟我的身体里也流淌着外婆的血液！”

一直以来，我都是像这样鼓舞自己的。可是，面对外婆大脑出现明显衰老的事实，我宛如受到了天崩地裂般的打击。

大脑的衰退从 20 多岁时就开始了

“大脑也是由细胞构成的。而且，所谓的衰老，其实就是细胞层面发生的老化。关于这一点，我上次已经进行了说明。总之，身体衰老的人，其脑细胞中的端粒很有可能也同样在变短，即大脑也发生了老化哦！”

简单寒暄过后，斯科特就开始了他的讲课。我住进“永恒”养老院后，按照之前的约定，在距离上次讲课一周后的周五这天，来到斯科特所住的房间。他带着满意的表情再次给我泡了一杯日本茶，然后就又开始滔滔不绝了。

“我的大脑也处在不断衰老的过程中呢……”

“回答正确！”斯科特开心地点着头。面前的这位老人，总让人感觉有一种独特的风采。

“有数据显示，大脑的各项机能在20多岁时会达到巅峰状态。而在25岁到35岁这个时期，记忆力、处理未知复杂信息的速度等就会逐渐下降。在注意力、情绪控制力、解决问题的能力、灵活性等方面，大脑机能的退化实际上在很早期的阶段就能够被观察到了。

“有不少人在40多岁——不，也许更早的时候——就开始表现出健忘的征兆。根据大规模的跟踪调查显示，大脑理解图形或原理的智力水平，从40岁开始就逐渐下降了。”

每3个人中就有1个人死于“大脑老化”的时代

“老实说，我从未想到过这一点……”听完我说的话，斯科特重重地点了点头。

“即使是像美羽你这样的年纪，脑细胞的新陈代谢也已经开始变低了。细胞内开始出现炎症，并积累了大量的废弃物。因为大脑和身体都是由细胞构成的，两者的基本运转机制是一模一样的。”

正如斯科特所指出的那样，在此之前，我只一心关注“身体的老化”这件事。但与此同时，甚至可以说更重要的，应该是“大脑的老化”。特别是在看到外婆身上发生的这些变化之后，我有了更加切实的体会。

“针对身体的医疗技术已经取得了日新月异的进步，无论得了什么样的疾病，好像都有法子去医治。但是，在大脑这方面，却仍有堆积如山的疾病无法找到明确的治疗方法。

“例如，你知道吗，据推测，到2025年时，日本患有认知障碍症的病人将超过700万人。另外，伴随大脑衰老出现的最大问题，就是阿尔茨海默病。在这样一个长寿的社会里，阿尔茨海默病成了阻碍每个人维持健康寿命的罪魁祸首，而最近患上该疾病的病患数量却在急增。

“2000年以来，美国死于心脏病的人数减少了14%，但死于阿尔茨海默病的人数却增加了89%。目前，针对这种疾病还没有找到一种能根治的方法。

“现如今，在美国，每3个老人中就有1人会死于阿尔茨海默病或认知障碍症。针对认知障碍症的医疗费和看护费用的总额，已经达到了一年2770亿美元的规模。”

脑回路不畅的原因就在于“废弃物”太多——β-淀粉样蛋白与Tau蛋白

“那么，跟身体一样，我们能否有办法阻止大脑的老化，让大脑的状态返老还童呢？”

听完我的提问，斯科特睁大眼睛，伸出了食指。

“嗯，当然，方法也是有的。并且，不是那种毫无依据的偏方，而是基于科学知识的方法哦。不过，为了便于你之后的理解，今天我主要还是想先说一说大脑老化的原理，好吗？”

通过上一次的讲课，我已经了解了这个老人的反复无常。也许，说到一半他就又会丢下一句“我累了”，然后躺到床上睡觉去了。没办法，我也只能被他牵着鼻子走了。

“大脑是一个如精密机器般运转的复杂器官。如果把大脑比作计算机的话，神经细胞就是主板上无数的集成电路元器件。

“在不断使用大脑的过程中，神经细胞与神经细胞相互连接的连接处（突触）会积累各种各样的废弃物。其中具有代表性的，是诞生于神经细胞表面蛋白质的 β－淀粉样蛋白。据说，该物质在 50 岁之前的很长一段时间里，就已经在大脑内累积了。

“在我们还年轻的时候，这些 β－淀粉样蛋白是可以被逐次分解并清除出大脑的。睡眠就具有清洗这些废弃物的作用。所以说，良好的睡眠真的是很重要的一件事呢。

“但是，不知出于何种原因，β－淀粉样蛋白的蓄积会逐渐超过一定的‘红线’。实际上，在显微镜下观察老年人的大脑，可以看到被称为‘老人斑’的茶褐色斑点，其大部分成分就是 β－淀粉样蛋白。

“健康的老年人，其大脑中会蓄积 25%~30% 的 β－淀粉样蛋白，而患轻度认知障碍症（遗忘程度不及阿尔茨海默病，但记忆力水平却表现出与年龄不相符的低下）的人这个数字大约是 60%，阿尔茨海默病患者的大脑中 90% 都是这种 β－淀粉样蛋白。”

“啊，90% 都是废弃物……确实，很难想象这样的大脑还怎么能运转得起来。”

一想到外婆的大脑中蓄积了大量的废弃物，我就感到很心痛。

斯科特教给了我很多自己未曾了解过的知识。

在讲课时，他就像变了一个人一样。

“还有另一种大脑废弃物也很引人注目，那就是 Tau 蛋白。一般来说，Tau 蛋白具有构成神经细胞形状的作用，但是在神经细胞死亡之后，Tau 蛋白就会作为‘遗骸’残留下来（神经原纤维性变化）。

“由于 Tau 蛋白的蓄积要比 β－淀粉样蛋白的蓄积晚出现 15 年左右，所以也有观点认为，导致大脑老化的根本性原因，还是在于 β－淀粉样蛋白。但不管怎样，这些废弃物会导致大脑机能不全，从而出现大脑老化现象。”

50 岁与 90 岁，大脑的重量会相差 150 克！——人类的大脑会萎缩

“可以想象，一个堆满了废弃物的大脑肯定无法发挥出原有的机能。但是，‘大脑中堆积废弃物’和‘大脑运转不畅’这两件事之间，

具体的关系又是怎样的呢？”

“这是一个好问题，美羽！”老人眼中的亮光变得更多了。

“伴随大脑老化的，通常就是判断能力、思考能力、计算能力、理解能力、处理信息的速度等这些综合性的认知机能的丧失。但是，在阿尔茨海默病患者身上表现得更显著的，则是记忆力水平的低下。

“不过，记忆本身也分为很多种哟。像记住别人的名字，或者外出时把玄关的门锁上这样的事情，靠的是情景记忆。此外，还有在购物时心算找零钱会用到的工作记忆……这些机能都会随着年龄的增长而逐渐变得低下。

“为何大脑中蓄积了废弃物，就会导致大脑机能变低下呢？简单用一句话来回答的话，就是废弃物的蓄积会导致神经细胞死亡，从而引起大脑的萎缩。”

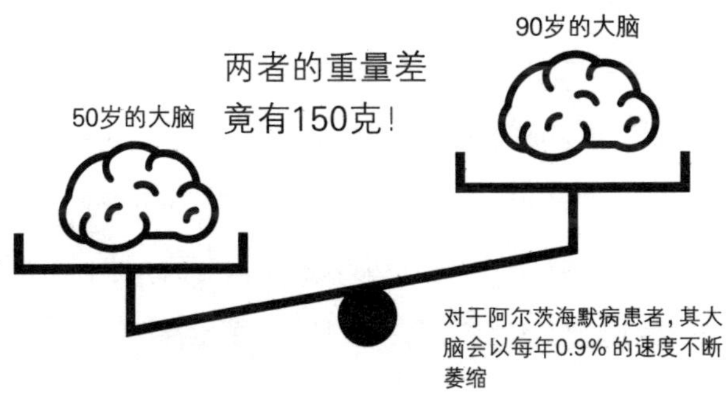

大脑在老化的同时，也在不断萎缩

“会萎缩到什么程度呢？”

“如果将 50 岁的大脑与 90 岁的大脑进行比较的话，两者之间的重量差平均会达到 11%（约 150 克）。健康老年人的大脑会以平均每年 0.5% 的速度萎缩，而阿尔茨海默病患者的大脑则会以每年 0.9% 的速度不断萎缩。”

听到这里，我脑海中浮现出了超市里销售的那种 150 克装的猪肉。

“这真是很大的差别啊！”

“神经细胞一般是不会分裂的，但是，如果其体积变得很大的话，就会消耗很多能量。因此，如果得不到充分关照的话，神经细胞就很容易死掉。”

“啊，我之前好像也听过类似的话——脑细胞是不会死而复生的。”

“这句话只说对了一半。你知道吗，大脑内也存在着干细胞，其会不断地产生新的细胞。

“例如，众所周知，大脑中负责记忆的部位是海马，这里就存在干细胞。但是，如果废弃物堆积很严重的话，细胞诞生的速度就会远远赶不上细胞死亡的速度。其结果，就是大脑开始萎缩。

“不过，大脑的机能并不仅仅取决于其尺寸的大小，而是和脑内神经递质、脑神经网络的状态等很多复杂的要素都有关系。”

“学不会新东西的大脑”是因为其中有废弃物蓄积吗？

“大脑的不同部位，其废弃物的堆积方式和萎缩速度都是不太一样的。比如，β－淀粉样蛋白会从外侧大脑皮质向内部的海马逐渐增加。而 Tau 蛋白则正好相反，它会从海马向大脑整体扩散开来。

“记忆力方面没有问题的 70 岁老人，每 3 个人中就有 1 个人的大脑中会蓄积很多的 β－淀粉样蛋白，因此不能简单地认为‘废弃物的蓄积就一定会引起认知和记忆障碍’。这一点也是我们必须注意的。”

“你是说‘何种废弃物，在哪个部位，堆积到何种程度’都会带来非常不一样的结果，是吗？”

听了他所说的话，我的大脑也开始拼命运转起来。斯科特则满意地点了点头。

“阿尔茨海默病患者，在其侧头叶、头顶叶、后扣带皮层，以及前头叶等部位，都能观察到 β－淀粉样蛋白的蓄积现象。而与记忆机能相关的 Tau 蛋白的蓄积却并不多。

“Tau 蛋白蓄积的主战场是海马，以及其周边的侧头叶等部位。因为海马负责的是短期记忆（从几分钟到几天程度的记忆，也包括情景记忆在内），所以这部分记忆会受到破坏。而前头叶、头顶叶等部位所负责的即时记忆，以及存储在侧头叶和大脑皮质等各种其他部位的长期记忆，却相对地能够被保留下来。但是，随着病情的不断恶化，Tau 蛋白也会扩散至侧头叶、头顶叶以及整个大脑皮质，从而导致大脑机能的全面崩塌。”

他一口气说到这里，随后端起手边的绿茶，开始喝了起来。而我也同样端起了茶杯。

“大脑的老化原理，到这里我算是听明白了……老实说，真让我大吃一惊呢。”

“能测定大脑废弃物的技术诞生后，人们才真正开始关注大脑的老化问题。具有代表性的技术，就是 PET（Positron Emission Tomography，正电子发射计算机断层显像）这样的影像化检查。来，我给你看一个有趣的东西。”

斯科特操作起手边的平板电脑，给我播放了一段视频。

大脑断层的影像最初显示为紫色，然后不知从何时起，部分位置逐渐发生了颜色的变化，开始出现了黄色和红色。

“在世界范围内，存在着那种由于家族遗传基因，年纪轻轻就患上阿尔茨海默病的病例。要知道，这个世界上确实存在着那些带有发病率为 100% 的基因型（APOE ε 4）的人。这个视频就是遗传性阿尔茨海默病患者的大脑断层影像。显示的是从其发病前 25 年到发病后 10 年——这 35 年间大脑的变化过程。而变色的地方就是发生 β－淀粉样蛋白蓄积的部位。”

很多人年纪轻轻大脑就开始退化——“自噬”与端粒短缩

“好、好厉害！……如果说能像这样搞清楚 β－淀粉样蛋白的蓄积情况，不就可以预防阿尔茨海默病了吗？”

“理论上是这样的，但实际上 PET 目前还属于很昂贵的检查手段，即使在美国，也还未实现临床应用的普及化。

“而且，还有很多未知的情况。比如，为什么大脑中会蓄积这些废弃物？这一点就还没有被充分研究清楚。是因为分解废弃物的生物酶出现问题了，还是说存在着其他的什么原理？其主要的原因也许存在很多个。治疗阿尔茨海默病的专家美国医生戴尔·E. 布来得森[①]也曾说过至少 36 种与之相关的因素。

“作为日本人，你是否听说过大隈良典这个名字呢？他因为搞清楚了清除细胞内废弃物的机制（即‘自噬’的原理），而获得了 2016 年诺贝尔生理学或医学奖。他发现了一种名为‘溶酶体’的细胞器，是专门负责分解细胞内所堆积的蛋白质的。一旦‘溶酶体’出现异常，就会导致废弃物增多，从而促使细胞老化。”

细胞老化！这正是他上周讲课时出现的关键词。

这么说来……我思索着向斯科特提问。

① 戴尔·E. 布来得森（Dale E. Bredesen）：医学博士，巴克研究所的创始人，也是知名的阿尔茨海默病研究专家。——译者注

“大脑的老化，也与长寿基因、端粒等这些有关系吗？”

不知不觉间，我也变得爱刨根问底了。身体的老化也许可以听之任之，但大脑的老化绝对不能接受。

“当然有很大的关系。实际上，也有人年纪轻轻就开始出现认知机能低下的情况，这基本上也与端粒的缩短有关。

“还有，一项以得克萨斯州达拉斯市 2000 名市民为对象进行的大脑影像调查也显示：端粒较短的人，其大脑也在不断地萎缩。而且，萎缩的部位主要是海马、杏仁核、侧头叶、头顶叶等，这些与阿尔茨海默病患者发生脑萎缩的部位大致相同。所以，端粒的长度与大脑的老化，甚至阿尔茨海默病的发病等，都有着千丝万缕的联系。”

“哎！可以同时调查 2000 人的大脑细胞中的端粒水平吗？”

“不，这一调查主要使用的是白细胞。血液细胞中的端粒长度，基本上就能反映全身各处细胞的端粒水平。

“而在基因层面，也有相关报告指出了端粒的短缩与阿尔茨海默病发病的关联性。例如，TERT（端粒逆转录酶）基因以及被称为‘OBFC1’的特定基因型中，就出现了端粒缩短的情况。而据统计显示，带有这种基因型的人，患阿尔茨海默病的概率也会比较高。”

“成年人的大脑不会再成长”是谎言——大脑的可塑性与深度学习

“那……你听说过那种说法吗？与小孩不同，成年人的大脑在达到某个巅峰状态后，就会不断地衰退。身体的衰老，在某种程度上还能得到延缓，大脑的话，就只能任由其老化下去吗？如果是这样的话，就太令人绝望了！”

听完我的话，斯科特长叹一口气，陷入了沉默。

刚才还像机关枪一样滔滔不绝地讲解脑科学知识的老人，看来已经非常疲惫了。可是，他一下子安静下来，却让我一时不知所措。

“你觉得那种说法正确吗，美羽？”老人开始平静地说话，“世界顶尖的研究学者们，至今仍在日复一日地埋头研究‘大脑老化’的机制。为此已经积累了大量的科学数据。人们从中得出的最重要的一个结论，就是‘即便上了岁数，我们的大脑依然还在保持着成长’。”

“什么？真是这样的吗？这跟我之前听说的完全不同……大脑的成长就跟身高一样——在某个时间点达到顶峰后，就会一直停滞不前了……”

“确实，这种‘大脑不会再成长’的观点在坊间流传得很广。但实际上，大脑自身一直保持自我改变的潜力。即使在遭受撞击后损伤了一部分，其也会在其他的部位形成新的脑回路，来弥补受损的机能。

“对伦敦复杂道路一清二楚的出租车司机们，他们大脑中的海马就比只沿固定线路行驶的公交车司机更加发达。大脑有特殊运转方法的人（如掌握多门外语的人或者音乐家），研究人员能观察到其大脑存在的独特变化。还有，在一个时期内坚持做运动的老年人，他们脑中海马的体积会变大。

“简单来说，‘大脑不会再成长’的说法完全是站不住脚的。无论到了多大年纪，人都可以通过学习和记忆来使自己的大脑继续保持成长。是采取某些措施促进大脑成长，还是什么也不做任由其老化，其结果可以说是完全不同的。”

“原来如此……成年人的大脑很意外地不是‘一潭死水’啊。”

“是的。我将其称为大脑的可塑性（plasticity）。‘人老了以后，大脑只会慢慢退化’这不过是基于人类有限的经验和知识所得出的固有观念而已。

“海马的神经细胞经过反复刺激后，就能强化传递信息的能力。神经细胞的形状发生改变的同时，数量也会增多。这就是形成记忆的一般性原理（长期增强效果）。而且，大脑内发生的物理变化还不仅于此。发生过脑梗死的人，其大脑中残存的神经细胞就会改变自身的形状，以修补受到损伤的大脑。这也是基于可塑性的一种技能。”

“原来大脑是具有可塑性的啊！这也让我更有勇气了！人类的大脑可跟计算机是不一样的！”

“不，现在机器大脑也开始呈现不断成长的趋势了。以前，围棋也好，象棋也好，AI（Artificial Intelligence，人工智能）在增强学习能力时，限于人类的编程技术总是存在一定的界限。后来，人们直接开发出了基于海量数据的 AI 自学习技术，即‘深度学习’（deep learning）。

“AI 的深度学习，与人类的脑细胞发育形成新连接的过程十分类似。我们的大脑正是在下意识里，基于过往的经验和信息，于不知不觉间形成新的连接的，通过学习来转变为新的能力。无论到多大岁数，大脑依然具有这种‘学习的能力’。因此，我们完全没必要自暴自弃！”

“你好像说过，即使端粒变短，也仍然有方法应对？”

被我这么一问，斯科特立马笑了起来，眼睛再一次闪耀出了光辉。

“确实如此。我们可以阻止端粒的缩短，甚至有办法恢复其长度。‘大脑老化是不可逆的’这样的观点是绝对没有必要的。我们能做的事情，可以说数不胜数，并且也没有那么困难。”

* * *

“呵，今天聊的内容有点深了。”斯科特赶忙收回脸上的表情说道。

“面对像你这样优秀的学生，难免上起课来就说个没完呢。”

他一边脸上浮现出难为情的表情，一边又发出了奇怪的笑声。窗外已经一片漆黑，时钟也走过了晚上 10 点。也许是因为又受到了新的刺激吧，我竟感到被一阵开心的疲劳感所包围。

走出斯科特的房间，在途经连接老人楼与年轻楼之间的“三途川”[①]走廊时，我迎面遇到了卡尔文。

---

① 三途川：是日本传说中生界与死界的分界线。因为河内的流水会根据死者生前的行为而分成缓慢、普通和急速三种不同流速的水流，所以被称为“三途川”。——译者注

“啊，是美羽呀。看来你已经很熟悉‘永恒’养老院了啊。我听说你成了陪斯科特聊天的对象……那位老先生经常聊起来就没完，一直聊到现在会不会给你添麻烦了？别太勉强哦。”

卡尔文还是一贯地平易近人。我摇着头回答道：“没有呢，是我拜托他给我上课的。”

“是吗？他可是非常博学的一个人哦。能和美羽聊得来，也是情理之中的事情。”

听完卡尔文的话，我又想起了斯科特房间里摆放的那一大堆书籍。

“卡尔文，他到底是什么人啊？”

我的问题让卡尔文露出了意外的表情，于是他对我说道：“欸？我还没有跟你提过吗？他可是在耶鲁大学一直研究脑科学的学者，而且在业内还非常有名气呢。美羽你也是耶鲁大学的研究员吧，看来你们俩很有缘分呢。”

第三章

围绕“认知”的衰老科学知识

——现代人“衰老恐惧”的真相

虽然已经是10月了，我俩却浑身是汗地坐在“永恒”养老院的餐厅里。

“呵……呵……累死我了！”

我大口地喘着粗气，斯科特却满脸喜悦的样子。

今天，我按约定的时间刚一走进斯科特的房间，他就开口说道：“今天，我们一起出去骑自行车吧。”

仔细一看，斯科特早已换好了运动装。据他说，这还是某知名品牌出的最新款式呢。虽是看起来一点也不“老人”的粉红色，却与体形瘦小的斯特科十分相配。

走出屋外，发现斯科特已经把车辆准备好了。我第一次见到这种造型的自行车——并排设置的两个座位，每个人面前都有一个把手。

“去兜兜风吧，这样能让自己心情舒畅哦。”

我们就这样在养老院附近骑行了近一个小时，我却感觉好像一直都是我自己在踩踏板而已。

“斯科特，自行车与衰老的话题之间，到底有什么关联性？我，已经快骑不动了……”

“嗯？自行车与衰老？完全没关系啦。只是因为上一次我讲的内容有些太深了，这次就想先做做运动，让你轻松一下，换一换气氛，再开始讲课而已。”

要是这样的话，为何不一开始就跟我讲清楚呢……

还是说，他只是想向我展示这种奇怪的自行车啊？

“告诉你哦，据说俄国的大文豪列夫·托尔斯泰[①]67岁才学会骑自行车呢。”也许是注意到我冷冷的视线吧，斯科特装作没事一样继续说道，“到目前为止，我们已经搞清楚了身体和大脑老化的基本原理，按道理今天我们就应该……”

“终于要说到预防衰老的方法了吗？我正期待着这个呢。”

我已经忘记了疲惫，脸上的表情也不由得放松了下来。不管怎样，这可是在耶鲁大学研究前沿脑科学的人，他要教的肯定是最具科学道理、最有效的抗衰老方法。

“啊！你别太性急。关于预防身体和大脑衰老的方法，还是等下次再教你吧。在此之前，我认为更重要的是谈一谈如何正确地认识‘衰老’这件事，也就是关于内心‘思想准备’的话题。”

---

①列夫·托尔斯泰：俄国作家。著有《战争与和平》《安娜·卡列尼娜》《复活》等。——译者注

为何现代人如此厌恶“衰老”呢？——“衰老恐惧”的真相

“‘变老就意味着变丑陋’——美羽，你之前是不是一直有这样的想法？”

他又提到了这个问题。

“嗯，确实是这么想的。”

老人的刨根问底虽然令人有些厌烦，但如今我的想法好像也不如以前那样牢不可破了。也许是受到斯科特的讲课的影响吧，因为他曾说过“真正的抗衰老，是从科学地认识‘衰老’这件事开始的”。

“嗯，我很高兴你能如此坦诚。有这种想法的人肯定不止你一个。只是，同‘每个人都会死’这句话比起来，‘人老了以后就会变丑陋’这句话未必完全正确哟。这只不过是人类自己的一种解释而已。

“这种想法越发强烈的结果，就是会导致偏见的产生。首先，必须注意的一点是，大部分偏见都源自人们自身所处的社会和文化、亲朋好友、教育等的影响。”

“也就是说，‘变老就意味着变丑陋’并非我自发形成的观念，而是因为外部环境的影响，让我被动地这么认为？”

“看来你的悟性很高嘛。典型的一种情况，就是受到社会老龄化的影响。日本的老龄化率（65 岁以上的老年人在总人口数量中所占的比例）为 26.7%……50 年以后，美羽你也将步入老年人的行列，但根据预测，到那时候老龄化率将接近四成（38.4%）。从某种意义上来说，基于预测的结果，整个社会自然会产生‘老年人等于累赘’这样的偏见。”

日本老龄人口和老龄化率的变化趋势

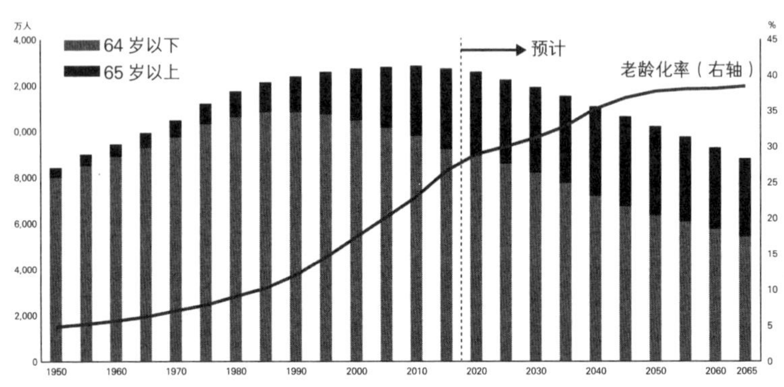

2065 年，38.4% 的人口都将变成老年人？！

参考资料：截至 2015 年，日本总务省的“国情调查”、2016 年总务省“人口变化预测”、2020 年以后日本社会保障与人口问题研究所“日本未来人口数预计（2017 年）”中的出生中位数与死亡中位数所做出的预计结果

“嗯，真的是这样呢。日本今后的劳动力人口已经在不断地减少了……为什么还必须让年青一代去照顾上了年纪的人？！”

“啊，啊，别生气。除此之外，家族形态向‘小家庭’转变也可能是原因之一。现在的小孩子或者年轻人，大部分都是在‘无上辈’的情况下长大成人的（也就是在成长的过程中，并没有跟爷爷奶奶住在一起）。

“因为同老年人接触的机会一下子减少了许多，所以导致他们更容易形成较极端的偏见思想。”

“看来，你很熟悉日本的情况呢……”

“日本是全球首屈一指的长寿国。对于研究衰老的人来说，日本都是让人非常感兴趣的一个国家。不过，话说回来，在美国也一样……

“最终的结果就是，人们不仅仅会讨厌衰老和老年人，甚至越来越多的人对衰老这件事抱有过度的恐惧。当然，这种恐惧心理是不是自发产生的姑且不论……这种想法在美国也是很普遍的，有人甚至还专门发明了一个词叫‘genrontophobia’（衰老恐惧）。”

越是介意年龄的人，越容易变老？！

对衰老的恐惧心理呀……

我不禁回想起了自己戴上 VR 眼镜后，看到的那个老太婆的形象。

“对于‘上了年纪’的不安感，源自对已衰老之人的一种厌恶或敌意。这种情绪严重化以后，就会演变成一种歧视。

“遇到在前面缓慢行驶的车辆，你就会想‘肯定又是一个老人在开车’。抑或是，公司里的年轻职员往往会对老职员极端蔑视。这可以说就是一种对弱者的歧视，也被称作‘年龄歧视’（ageism）。有专家指出，要想克服对衰老的恐惧，第一步就是要先认识到自己身上的这种年龄歧视问题。”

老实说，斯科特的这番话让我面红耳赤。

我确实就是这样的，不知为何，对老年人就有了一种嫌弃、轻蔑，甚至是敌意。这种负面的情绪，才让我对衰老产生了恐惧心理……

“可，可是……这样想不对吗？老了以后，接下来等待着的就是死亡。而且在此之前，生育能力也会退化。这么看来，对衰老的厌恶感或者偏见，应该也是源于生物的本能吧？”

斯科特慢慢地点了点头。

“确实就像美羽你所说的那样，对衰老的恐惧心理，其背后则是对死亡的恐惧。而且，产生这种恐惧心理的，正是人类大脑中最为古老的一个部位——杏仁核。”

“那，看来也没办法强迫自己不去害怕衰老了？”

“从某种意义上来说……只不过！”斯科特突然提高了声音。

“啊，为何突然……吓了我一跳……”

“我想说一件极具讽刺意味的事情！有相关统计数据显示，越是那种害怕变老的人——也就是对衰老抱有负面的偏见之人——他们反而越容易变老！”

“什么？！你是说对衰老的恐惧会缩短人的寿命？”

斯科特只是在那儿笑而不答。

“据耶鲁大学的社会学家莱维介绍，那些对衰老抱以积极态度的人，其寿命平均会延长 7.5 年。

“不仅仅是寿命，在健康层面也会带来影响。乐观看待衰老的人其生活能力（如洗澡、步行等）的衰退会相对较晚，从重度障碍症中完全康复的比例也会多44%。

“反之，那些对衰老抱以消极态度的人，其心脏应对压力的反应会很低下，患心肌梗死的风险要高两倍，更容易出现记忆力下降的情况，而且，受伤后的治疗也会比较困难。这些都是有负面情绪的人身上所表现出的特点。”

冷静面对“衰老大潮”的方法

我一时无言以对。“越是介意衰老的人，越是容易变老……还有比这更讽刺的吗？这到底是为什么呢？”

“嗯，原因其实有很多种，但最简单易懂的一个，就是‘压力’二字。我们知道，压力会促使端粒变短。而且，一直心想着‘要变年轻、要变年轻’的人，其对人生的满足感是很低的，也更容易遭遇不幸。持续抱有衰老恐惧会损害本人的幸福感，反过来又更容易导致端粒和寿命缩短。

“还有一种推测：那些无法接受衰老的人，即使患了病，也不愿意服药或去看医生，结果就会导致健康受损。”

听了斯科特的话，我回忆起了学生时代在美国文学课上听到的一个句子：

Age is an issue of mind over matter. If you don't mind, it doesn't matter.

这是以《汤姆·索亚历险记》而广为人知的作家马克·吐温[①]的一句名言。意思是："变老无关乎物质，只在乎心灵。如果自己不介意，那么没人会在意。"其中巧妙运用了 mind（内心、介意）和 matter（物质、问题）一语双关的含义。

所以，介意自己的年龄就是一个"问题"（matter）了。

"美羽，你说人能不能抚平大海的波浪？"

"当然不可能！"

"对，我们无法改变引起大海波浪的月球潮汐力。衰老也是一件不可逆的事情，就像抚平大海的波浪一样。重要的是，我们不要去正面碰撞它，而是要学会去接受它，然后才能乘风破浪——你懂了吗？"

对于衰老"接受"和"放弃"，结果大不相同！

一听到"接受衰老"这样的说法，我的内心又产生了反驳的念头。

要接受无比丑陋的自己——这可是我无论如何都做不到的一

① 马克·吐温（Mark Twain）：原名萨缪尔·兰亨·克莱门斯（Samuel Langhorn Clemens），美国作家、演说家。"马克·吐温"是他的笔名。——译者注

件事。

“我可不会那么想哦。‘我想永葆年轻、靓丽的外表’‘我想保持清醒的头脑’这样的想法，我想对每个人来说都是很自然的吧？！为什么一定要让自己爱上衰老呢？”

我的语气不由得变得强硬起来。当我意识到自己有些情绪化的时候，又为刚刚的言行感到羞耻……却又似乎为时已晚。而斯科特只是眯着眼睛微笑着。

“的确如此。人们学习化妆、注重自己的仪表、让自己更知性……我并非要否定这些努力。相反，我也认为无论到什么岁数，都要坚持做这些事情。

“只不过，这种纯粹基于自己的好奇心或激情而做出的行为（passion-driven，情感驱动）相对来说是比较理想的状态，这属于坦然地接受了‘人生的波浪’，然后再去‘乘风破浪’的一种做法。

“反之，出于对衰老的恐惧（fear-driven，恐惧驱动）而拼命想抗拒年龄的话，就会像被海浪卷起，无论怎么挣扎，最终都会被海浪所淹没。

“以恐惧为动力去抗衰老，只会带来相反的效果。最近，一些美容产业的从业者，就在不断地煽动人们的衰老恐惧，以此来推销自家的产品和整形手术。”

听到这里，我又面红耳赤了。他要知道我就是“Elpis II”的开发者，不知会作何感想呢。

“美容也好，减肥也好，健身也好，只要是出于兴趣爱好或装扮自己的目的就没有问题。毕竟，让自己变得更美丽，也有助于提高自尊心。这都属于情感驱动的范畴。

“可是，如果十分在意别人对自己的看法，妄图隐瞒年龄带来的变化，抑或是为了寻求他人的认可而一意孤行的话，就属于恐惧驱动了。所做的一切，不过是为了驱散内心的恐惧而已。而且，这样颇有压力的状况，反过来也会促使端粒缩短。”

坐在镜子前，耗费好几个小时来抵抗衰老的母亲——我又回忆起了小时候看见的她的背影。嗯，她之所以会这样做，肯定都是源于内心的恐惧吧。

75% 的人“意外地认为自己还很年轻”——对“衰老”的认知很重要

“那么，差不多该总结一下了。毕竟，今天你骑了这么久的车，也很累了……”

老人刚刚还是一副学者的样子，此刻瞬间变得温和起来。斯科特脸上的表情又重新给人一种“好爷爷”的感觉。

“简单来说……”我如是说道，“我的衰老观肯定是有偏差了。所以，真正抗衰老的第一步，肯定是要改变自己的这种观念！”

“完全正确！”斯科特一边摸着稀疏的头发，一边说道，“对于衰老和年龄的看法，很容易出现偏差。我们首先应该注意到这种偏差。

例如，一项以约 2700 名美国人为对象进行的研究显示，75% 的人都认为‘自己比实际年龄还要年轻’。而且，随着年龄的增长，这种实际年龄与自我感受的年龄之间的差距，会越变越大。”

原来如此，我就有这样的感觉：即使 36 岁了，我看起来却依然很年轻。但是，每 4 个人中就有 3 个人抱有同样的想法，这种普遍性还是不免让人感觉有些奇怪呢。

斯科特接着说道：

“‘想永葆年轻’‘不想变老’这样的想法，源自生物本能的欲求。而且，人类本来就有实现自我的欲望。但是，这种想法一旦过分的话，就会形成某种偏见或歧视。在现代社会，可以说处处都隐藏着这种陷阱。因此，我们有必要通过学习脑科学知识，来改变自己对衰老的偏见。”

“嗯，这一点我听明白了……但是，这种在不知不觉间形成的偏见，能够被改变吗？”

要想克服衰老，“认知”和“逆学习”是关键

斯科特又一次发出了那特有的笑声，然后缓慢地点起了头。

“当然能做到。简单来说，只要让大脑重新学习即可，这被称为‘逆学习’（unlearning）。通过采用适当的方法，就能改变人的观念。20 世纪 70 年代兴起的认知疗法，就属于这样一种方法。”

“改变人的观念。”这句话我好像在哪里听到过。

“但是，我也不是说要让你去看心理医生……完全没必要担心。”见我有些退缩，斯科特平静地说道，“我所在的耶鲁大学精神医学科，每天都会进行诊疗和心理咨询的工作。”

我确实听说过，在美国的大学里，研究医学的学者都会在自己的实验室里像医生那样开展诊疗的工作。这么说的话……斯科特除了是研究神经细胞科学的专家外，还是精神科的医生？

“虽然说起来很复杂，但实际做起来还是很简单的呢。那就是，要去关注自己对衰老的看法（是好，还是坏）——一切都以此为起点。

“我们不需要强迫自己去隐瞒这种判断，而是要能关注到自己会有类似‘此刻我看见这位老人，会觉得他很丑陋’‘刚刚碰见的那个人，因为比我年轻而让我心情不好’这样的想法。这样一来，我们就能了解自己在认知上的偏差，这才是改变观念的捷径。”

* * *

咚！

不知从哪儿发出了电子声响。斯科特的皮包中发出“嗡嗡”的振动声，他从中拿出了智能手机，赶忙解锁屏幕，点开聊天软件。而后，他用一贯的怪声音小声地笑着。

“啊，有什么好事吗？”

听我这么一问，斯科特开心地回答道：

“是下周的约会。我打算约的女子给我回复了，说时间没有问题！”

斯科特表现出一副欢悦的样子，两手朝天伸出去。果然是个有活力的老头啊，用智能手机聊天约女生……现在的老人真是不可小觑啊。

“那么，今天就到这儿了！”

他好像没看到我的白眼似的，转而若有所思地向我说道：“美羽，我俩也加个好友吧？”

第四章

世界“衰老研究”的最前线

——运动、饮食、睡眠、压力

"啊——美羽，你碰到了奇怪的家伙呀。"

莱斯利带着迷人的笑容向我表示了同情。她和我是耶鲁大学同一所实验室的研究者，由于都是企业研究员，并且年龄相仿，所以我俩一见如故。

"是的呢。好像他原来也是耶鲁大学的教授，但是说来话长啊……"

我把到美国之后自己身上发生的所有事情，都一五一十地讲给她听。

住进了老年人和年轻人混居的"永恒"养老院，发现自己的外婆身上出现了阿尔茨海默病的征兆，遇到了一个名叫斯科特的怪老头，每周都去斯科特那里听有关衰老的科学讲座……

我一边回想着那位满脸皱纹且身材瘦小的老人的形象，一边向莱斯利诉说和抱怨着。而性格开朗的莱斯利则一直微笑着倾听我所说的内容。

"美羽，你的性格真是好呢。我猜斯科特肯定也一直在找可以说话的对象。况且，你研究的主题不就是'运用 VR 技术进行衰老体验’吗？从某种意义上来说，你也算是很幸运了。不用为采集研究样本而费神啦。”

说完，她呵呵笑了起来。

也许是因为莱斯利说得也没错吧，我并没有回话。确实，从我来美国以后，我对衰老的理解，已经比在日本时有了深刻的改变。

而且，一想到斯科特说的“最近的美容产业，一直在煽动人们的衰老恐惧”，我就感到羞愧难当。

2025 年，阿尔茨海默病将能通过“药物”获得治疗？！

自从第一次听了斯科特的讲座后，我对衰老——特别是大脑老化的话题，产生了特别大的兴趣。而外婆的病情还是那样，在日常的对话过程中，偶尔会出现忘事的情况。所以，我也主动在互联网或书本上搜集有关的信息。

我发现，人们实际上正在尝试用很多种方法来治疗阿尔茨海默病。

最常见的，是使用胆碱酯酶阻断药的疗法。科学家研究发现，在阿尔茨海默病患者的大脑中，有一种名为“乙酰胆碱”的脑内物质会不断地减少。而通过降低会分解该物质的生物酶的活性，就能够使脑内乙酰胆碱的数量恢复到一定程度。但是，靠这种方法也仅仅能延缓病情的发展速度而已，无法让大脑恢复到原来的健康状态。

斯科特也曾给我看过视频——以遗传性阿尔茨海默病患者为对象，进行治疗药物的临床研究。其具有代表性的是，由美国华盛顿大学牵头的，英、德、澳、日等多国参与的国际性合作研究项目 DIAN（Dominantly Inherited Alzheimer Network，显性遗传阿尔茨海默病网络）。

关于治疗阿尔茨海默病的药物，迄今为止已经开发出了很多种，但大部分都在临床实验阶段就被淘汰了。据说，美国现如今正在测试的约有 20 种药物，而最后真正能上市的仅占其中的 1%。

说到药物治疗，日本物理化学研究所也正在研究运用中性内肽酶的疗法。该研究所的西道等人，将关注点放在阿尔茨海默病初期 β-淀粉样蛋白的蓄积问题上，其正在开发能够加速分解这种脑内废弃物的药物。自胆碱酯酶阻断药诞生以来，已经经过 20 多年的发展，人们正在期待其出现突破性的进展。预计要到 2025 年，才能真正达成实用化的目标，我想外婆来不及用上这种药了。

往身体里输“年轻血液”的“吸血鬼式”返老还童疗法——异种共生法（Parabiosis）

除了药物之外，人们也在探索各种通往“返老还童”的道路。当你看过关于“抗衰老”和“长生不老”的各种科学研究之后，就会知道斯科特所言非虚。

其中最让我受冲击的，就是一种名为“异种共生”的方法。也就是将年轻人的血液输到老年人的体内，简直就是从“吸血鬼”身上获得的灵感。但是，经过斯坦福大学的临床实验，确实证明了其效果的科学性。

该实验将年轻白鼠的血液输到年老白鼠身上，提高干细胞的活性，从而延缓了大脑、肝脏、肾脏、心脏、骨骼、肌肉等多个器官的衰老速度。通过打点滴的方式持续输入血浆（血液的成分），使得年老白鼠的认知机能得到了改善，甚至达到了年轻白鼠的水平……而且，这一实验综合了来自九个独立研究室报告的数据，可以说可信度是非常高了。

通过输血的方式来改善大脑的运转状态——这在普通人看来，一定会觉得难以置信吧？其实，大脑也并非仅靠脑细胞来实现相关的机能。细胞间的沟通还需要借助各种脑内物质，而通过输血的方式来补充这些物质的话，就能让大脑重回年轻的状态。这么看来，也并非不可思议吧。

而更加引人注目的，是通过再生医疗实现的干细胞移植疗法。细胞再生的速度之所以会停滞，原因就在于干细胞的衰老。这样的话，通过移植干细胞的方式，不就能解决这一问题了吗？

实际上，人们已经在某些生物身上尝试对脑进行干细胞移植实验了。京都大学的山中伸弥教授提出的 iPS 细胞（人工多功能性干细胞），就是一种可以变身成为各种细胞的“万能”干细胞。学术界非常期待能将其运用到脑功能的再生上，但是其在癌变的可能性、安全性的评估等方面还存在困难。目前还无法进行人体的实验。

人类为了实现“长生不老”而孜孜不倦地发起挑战，还真是让人产生了想投身其中的、不可思议的冲动呢。

导致衰老的主要因素中有 75% 是“可控的”

咚！手机提示我收到了一条未读信息。

“还有约 10 分钟才能到，抱歉，迟到啦。”

是斯科特发来的。

自上次我们俩互相加了好友以后，他就时不时地给我发信息。今天本来是约好了继续讲课的，但临出发前，他却发来信息说“我们约在星巴克见吧”，所以我才来到“永恒”养老院附近的这家星巴克。

周五的星巴克人头攒动，座无虚席。

隔壁座位是一对看起来 80 多岁的老夫妇，他们正在优雅地喝着咖啡。是不是在美国，老年人都会来星巴克呢？老爷爷慢慢地从随身的包中拿出一台 iPad，然后点开《纽约时报》的 App 读了起来。用平板电脑看报纸——这可一点儿也不像老年人的做法。

当我有这样想法的时候，又想起了斯科特的话：“关注自己对衰老的看法——这是一切的起点。”

看来，我对衰老这件事已经预先下了判断——“老年人进星巴克，这不是老年人该做的事情”“老年人就应该喜欢读纸质的报纸”——这些偏见已深深地装在自己的脑子里。斯科特说过，仅仅是注意到自己有这种认知偏差，就已经是一大进步了。

“今天就来说一说关于预防大脑老化的方法吧。”

我应声回头，斯科特不知何时已经站在我身后了。

“啊，斯科特。今天为什么要约在星巴克呢？”

被我这么一问，他特意举起手中的特大杯咖啡，满面笑容地说道：“我很早就想来星巴克坐坐了。特别是跟年轻女孩子一起，哈哈。”

斯科特今天像是出来约会似的，还特意换上了一件棕色的夹克衫。只不过遗憾的是，衬衫领子上好像沾了一点像番茄酱一样的污渍。

我很快将话题拉回到正轨：“说到预防大脑老化的方法，是不是大脑的老化也是从基因的层面开始的呢？”

斯科特微笑着坐到我对面的沙发上。

“完全正确。细胞老化的过程，其关键就在于‘端粒的短缩’这样基因层面出现的问题。

“但是，这对衰老的影响，实际上仅占衰老整体的25%而已。也就是说，剩下的75%都是环境因素。换言之，也就是在于你自己的所作所为！”

“大脑训练”能有多大的效果？——健脑活动的科学道理

“的确，在日本，有些老年人经常会提到预防痴呆、大脑训练等，也有人会玩解谜或字谜游戏。这些到底能有多大的效果呢？”

“你是说所谓的健脑活动吧。老实说，单靠不断地玩字谜游戏，只会让你成为这个游戏的熟练高手而已，至于能给大脑带来什么样的效果，这还真不好说。坊间常说的大脑训练，其背后的科学依据也并不充分。

“不过话又说回来，开发能改善认知机能的健脑游戏，在美国已经成为一项快速发展的产业。也有一些研究表明高质量的健脑游戏，能产生一些实际的效果。

“美国的国立卫生研究所就曾针对健脑游戏的效果进行过综合性的研究（搜集多个研究的结果，以讨论其综合性效果）。其就确认，健脑游戏确实能给认知机能的改善带来效果。

“实际上，有一项名为 ACTIVE①（The Advanced Cognitive Training for Independent and Vital Elderly）的大规模随机比对研究，以 2800 多名平均年龄 73.6 岁的老年人为实验对象，对其进行一个小时有关情景记忆和认知处理速度的训练，以每周两次的频率持续了 5 到 6 周。之后发现，他们的大脑机能确实得到了改善，而且效果持续到 5 年以后仍能被观察到。”

---

①ACTIVE：堪称世界上规模最大的脑部训练游戏研究。——编者注

“真是太了不起了！我也想让外婆的大脑得到训练。”

我兴奋地对斯科特说道。

“但有一点需要注意：健脑游戏的质量往往参差不齐，厂商们往往都是以商业竞争为优先考量的。所以，必须确认健脑游戏的背后到底有没有相应的科学依据。

“顺便说一下，在美国有两个网站的在线健脑游戏非常受欢迎。也可以设定为日语显示界面，只需每月花 10 美元就能一直使用。”

“大脑的反应速度”能达到 150%！——FINGER 研究

“可是，如果指望通过健脑游戏能让大脑的认知机能获得戏剧性的改善，我劝你还是断了这个念头比较好。”

斯科特斩钉截铁地说。

“嗯——我还是不太明白。斯科特，你作为专家也对健脑游戏持否定的态度吗？你是说不推荐进行大脑训练？”

面对我的提问，斯科特摇了摇头。

“我想说的是，‘仅靠这种方式就能预防大脑老化’的观念是错误的，世界上也并不存在这样的魔法棒！然而遗憾的是，一提到大脑训练和健脑游戏，就很常见这样的论调。

“事实上，预防衰老的方法不止一个，而是很多种方法相互组合使用才能达到效果。这也得到了最新研究的验证。

“代表性的例子，就是权威科学杂志《柳叶刀》[①] 于 2015 年 6 月刊发的名为 FINGER（The Finnish Geriatric Intervention Study to Prevent Cognitive Impairment and Disability，芬兰老年医学介入研究：认知损伤与失能的预防）的研究项目。这是在芬兰进行的一项大规模衰老研究，以 1260 名年龄在 60 至 77 岁的、有认知障碍症风险的老人为对象，在为期两年的时间内考察运动、饮食以及大脑训练所带来的综合效果。

通过“FINGER 研究”得出预防衰老的效果

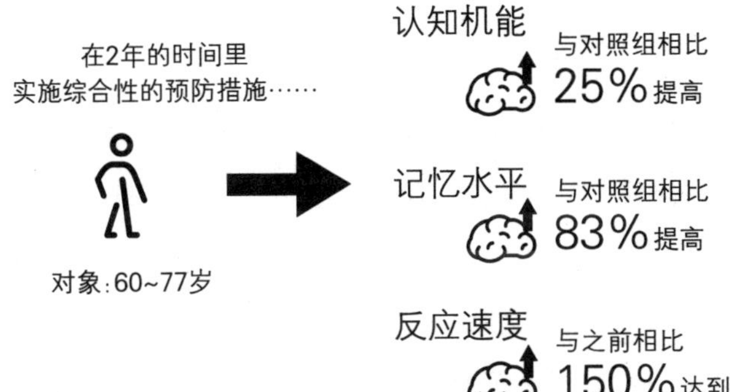

①《柳叶刀》：1823 年，爱思唯尔（Elsevier）出版公司出版的杂志。以外科手术刀“柳叶刀”（lancet）的名称来为这份刊物命名。——译者注

“根据其研究结果显示，采用了综合性预防衰老措施的一组老年人，明显都能维持大脑的机能。而且，与任何措施都没有做的另外一组相比较，取得了非常好的测试结果——其认知机能要高出 25%，记忆力水平高出 83%，反应速度甚至达到了之前的 150%。怎么样，是不是令人难以置信啊？

“这项研究目前仍在继续中，将探究其对认知障碍症的发病有何影响。”

越是“受教育水平高的人”，越不容易患阿尔茨海默病？

“所以，要想预防衰老，就得多管齐下，是吧？”

“嗯，的确可以这么说。像之前提到过的戴尔·E. 布来得森就说过有 36 种因素，所以肯定不可能只存在单一原因或预防方法。多管齐下的预防措施，才是更加现实的做法。总之，当你看到‘只要这样做就能预防衰老’的信息时，一定要注意甄别。

“其实，在阿尔茨海默病还没有一个确切的疗法之前，针对若干危险因素进行相应的预防措施也是很有必要的。2014 年，《柳叶刀》杂志就刊登了一份报告，提出只要能避免下列 7 种危险因素，那么三分之一的阿尔茨海默病都是可以被预防的。”

“三分之一？！”

斯科特从包里取出平板电脑，向我展示了一张幻灯片。

① 中年高血压；

② 中年肥胖；

③ 糖尿病；

④ 身体缺乏运动；

⑤ 吸烟；

⑥ 抑郁；

⑦ 受教育水平低下。

“嗯……第①到第⑥项，我还能够理解，这种病怎么和第⑦项‘受教育水平低下’也有关系啊？难道说没有受到良好的教育，就容易患上阿尔茨海默病吗？”

“吸烟会增加体内的自由基，从而导致端粒变短；过量饮酒等行为，则会给 DNA 带来损伤，所以也不是好事……这些都不难想象。但是，从世界范围来看，受教育水平低下才是导致患阿尔茨海默病最大的风险因素。有统计数据显示，其关联性占到了整体的 19%。

“说到这里，就不得不提‘认知预备力’（cognitive reserve）的概念了。受教育的过程，就相当于给我们人类的大脑机能中储备了相当的预备力。随着年龄的增长，即使认知能力开始衰退，也有这些预备力来做补充。”

“原来如此……看来，在公共教育相对成熟的发达国家，人们就不必那么担心这一项危险因素了啊。”

坚持“做运动”能让大脑的“海马”年轻2岁！

“确实可以这么说。而且，从不同的地域来看，在美国和欧洲最大的危险因子，其实是第④项‘身体缺乏运动’，这大概占了整体因素的两成。”

“也就是说，要预防大脑的老化，关键还是要多做运动？我好像之前在哪本书里读到过——人类原本就属于狩猎的民族，所以还是多运动比较好。”

我不禁又回想起上周和斯科特一起骑车的场景。

“一般认为，多做运动确实能有效地维持和提高大脑的机能。先前我说过，世界上不存在魔法棒。但是，运动给大脑以及身体健康所带来的积极效果，真的是数不胜数呢。

“很多项研究已经证实：坚持做运动具有延伸端粒长度的效果。实际上，据统计数据显示，活动量越大的美国人，其体内端粒的短缩率就越低。”

“我在上高中之前，加入的是田径社团，最擅长的项目是400米跨栏。不过，上班以后由于工作繁忙，已经很久没有像样地做运动了……”

“做运动可以增加细胞内的抗氧化物质，增强线粒体的活性。因此，即使到了而立之年，也应该坚持多运动哦。就像我在讲解细胞老化的原理时所提到的那样，导致细胞老化的直接原因，就是自由基等带来的损伤（氧化应激）。做运动则可以减少这些‘压力’，从而让我们能延缓衰老。”

原来如此。说到运动，人们很容易想到的是增强肌肉等，但没想到的是，在基因和细胞等层面上，还有让人永葆年轻的效果呢。

“而且，我之前也说过，有数据表明运动能够增加大脑海马的容积，受测者们的大脑平均都年轻了 1 到 2 岁呢。

“总之，运动可是预防阿尔茨海默病的有科学依据的首要对策。据说，可以降低约 40% 的风险呢。我们都知道先天带有 ApoE 基因型的人，由于其大脑内很容易蓄积 β－淀粉样蛋白，所以易患上阿尔茨海默病。但也有研究报告显示，即使是这一类人，只要能坚持做运动的话，也能将大脑内的 β－淀粉样蛋白维持到正常人的水平。”

听斯科特这么一说，我脑海中又浮现出了外婆的脸庞。外婆是那么精力充沛的一个人，但是却很少做运动。年轻时作为一个艺术家，恐怕每天都是在画室中度过的吧。

“每周慢走 3 次”就能让端粒的长度倍增！

“斯科特，说到运动的话，具体可以有哪些呢？”

“嗯，大致可以分为两个方向。”

说着，斯科特从怀里拿出钢笔，在餐巾纸的背面写写画画起来。

① 中等强度的有氧运动；

② 间歇性的训练。

“第①项中的‘中等强度’，指的是达到自己最大心率（用‘220’-自己的年龄）60%的程度。以这种状态做40分钟的运动是比较理想的。”

“我今年36岁。所以，心率算下来应该是……110［（220-36）×0.6］。要说长时间运动的话，慢走应该可以算一个吧。”

斯科特重重地点了点头。

“对！慢走属于比较容易坚持下来，而且在日常生活中也可以做的一种运动。有数据表明，每周慢走3次，每次45分钟的有氧运动，坚持半年下来能让体内端粒的长度倍增哦。”

肌肉强化训练并不能预防衰老——“胖老头”很少的原因

“第②项的‘间歇性训练’指的是中间会穿插一段休息时间的反复负重训练。

“如果是慢跑的话，可以快速跑3分钟后，然后休息3分钟（或者步行）。像这样反复完成4组循环即可。这种间歇性的训练，也具有延伸端粒长度的效果。”

最近，市面上出现了很多像智能手表那样可以简单佩戴并检测心率的设备。所以，我们每个人都能轻松完成这些运动。

“看来没有任何理由不去运动了，尤其是现在又有了科学结论的依据。况且，还能使自己身材变得更好，我也要开始做运动了呢！”

“稍等一下……”斯科特又接着说道，“如果说想延伸端粒的长度、提升端粒酶的活性，还是有氧运动最适合。反之，那种负重很大的健身运动，只会增强你的肌肉，对体内的端粒可没有任何效果哦。”

看来，即便肌肉练得壮壮的，也不能预防自己衰老啊……

“还有，危险因素的第②项是‘中年肥胖’，所以如果你想保持端粒的长度，那最好还是别太胖了。一般来说，肥胖的程度可以用BMI（Body Mass Index，身体质量指数）来测定。但是，在评估衰老风险的时候，采用的重要指标则是腰围和臀围的比值。腰围越大的人，其端粒缩短的风险也就越高。”

日常的生活经验中也可以看出，肥胖会对人的寿命带来极大的影响。我们常会遇见胖叔叔，但是很少遇见胖老头。看来，太过肥胖的人寿命都不会很长啊。

要想预防衰老，绝不能吃“这个”——端粒饮食法

“这么说的话，在饮食方面也必须加以注意啦？”

“美羽，你真是一个优秀的学生！是的，接下来我就说一说非常

重要的饮食法。开门见山吧，能延伸端粒长度的食品有这些。”

说着，斯科特拿出了平板电脑给我。

▼延伸端粒长度的食品

· 富含纤维的食物（谷物等）

· 新鲜的蔬菜、水果

· 豆类

· 海藻

· 绿茶、咖啡

▼能抑制衰老三大因素的成分和食品

· 抑制炎症——黄酮素、胡萝卜素（莓类、葡萄、苹果、绿叶菜、西蓝花、洋葱、番茄、葱等）

· 具有抗氧化作用——莓类、苹果、胡萝卜、绿叶蔬菜、番茄、豆类、谷物、绿茶等

· 减少胰岛素抵抗[①]——少吃甜的碳酸饮料、含糖分过高的食品

“此外，还有一类也非常引人注目，那就是富含 ω-3 脂肪酸[②]的食物。像金枪鱼这样的鱼类，以及绿叶蔬菜，它们都含有很多这种物

---

①胰岛素抵抗：是指出于某些原因使胰岛素促进葡萄糖摄取和利用的效率下降，机体代偿性地分泌过多胰岛素产生高胰岛素血症，以维持血糖的稳定。“胰岛素抵抗”易导致代谢综合征和 2 型糖尿病。——译者注

②ω-3 脂肪酸：一种不饱和脂肪酸。——译者注

质。其同样具有抗氧化的作用，能够防止细胞受到氧化应激的影响。甚至有报告指出，ω-3 脂肪酸能将端粒发生短缩的概率减小 32%。”

“我在互联网上也找到了好几条类似的信息。”

“由于关于饮食的统计数据还不是太充分，所以目前存在很多毫无科学依据的说法，最好自己多加甄别。但至少像红肉（指红颜色的猪肉、牛肉、羊肉等，纤维粗硬，脂肪含量较高，不饱和脂肪酸含量较低）、白面包、甜果汁等，这些会加速细胞老化的食物，我们还是敬而远之吧。”

幸好没告诉他，我今天的午饭吃的就是热狗和碳酸果汁。

“一下子讲了好多内容，我得慢慢消化了。”

“呵……接下来，我想介绍的是被称为‘预防阿尔茨海默病的绝招’的饮食法！名字就叫‘MIND Diet’！”

“MIND 什么？”

“其实这是缩写，全称应该是‘Mediterranean-DASH Intervention for Neurodegenerative Delay Diet’。也就是将‘地中海式料理’①（Mediterranean Diet）和‘DASH（Dietary Approaches to Stop Hypertension）饮食法’二合一的产物。

“所谓地中海式料理，就是将大量的蔬菜、水果、谷物等，连同低脂肪、高质量的蛋白质（鱼类）一起食用的方式。有统计数据显

---

①地中海式料理：得舒饮食法，是一种新型抗衰老食疗法，更是全球推广的最佳饮食模式。——编者注

示，橄榄油和坚果的组合能够提升大脑的认知机能。从整体来看，可以减低 20% 患认知障碍症的风险。”

“那另一个 DASH 饮食法呢？”

“同地中海式料理非常类似，也是将蔬菜水果、谷物、低脂肪乳制品相混合，但还会严格控制对盐分的摄入。

“MIND Diet 饮食法则是将二者相结合起来，其特点就是以蔬菜为主，控制动物性食品以及饱和脂肪的摄入，更加重视莓类、绿叶蔬菜。一项以 923 人为对象，长达 4 年半的跟踪研究显示，采用 MIND Diet 饮食法的人，与不这样做的人相比，其患阿尔茨海默病的风险降低了 53%。

“下面所列出的每一种食品都算 1 分的话（满分 15 分），总分达到 8.5 分以上，就算是满足 MIND Diet 饮食法的条件了。每一单位的食物分量，我也在下面备注了出来。”

推荐的食品

· 谷物	食用 3 个单位以上 / 每天	全麦面包 1 个或糙米 1 碗
· 绿叶蔬菜	食用 6 个单位以上 / 每周	1 碗或 250 克
· 其他类蔬菜	食用 1 个单位以上 / 每天	1 或 2 碗
· 莓类	食用 2 个单位以上 / 每周	1 或 2 碗
· 鱼类	食用 1 个单位以上 / 每周	90 克
· 鸡肉	食用 2 个单位以上 / 每周	90 克
· 豆类	食用 3 个单位以上 / 每周	1 或 4 碗
· 坚果类	食用 5 个单位以上 / 每周	15 克

· 橄榄油　　　作为日常用油

· 葡萄酒　　　每天 1 杯的程度

需要控制的食品

· 红肉及其他加工食品　　食用 4 个单位以下 / 每周　　90 克

· 快餐食品和油炸食品　　食用不超过 1 个单位 / 每周　1 个

· 黄油及人造黄油　　　　食用不超过 1 杯 / 每天

· 奶酪　　　　　　　　　食用不超过 1 个单位 / 每周　45 克

· 蛋糕等甜食　　　　　　食用不超过 1 个单位 / 每周　1 个甜甜圈

“果然，饮食非常重要啊。”

“完全正确。但是，我在这儿又得啰唆几句，关于饮食还有很多没有研究清楚的内容。像刚才提到的具有抗氧化作用的食品，业内就有观点认为其并不能完全预防导致患认知障碍症的主要因素。因为，氧化应激是在 β – 淀粉样蛋白或 Tau 蛋白等废弃物不断蓄积之后才引发的一种现象。所以，有人就说：‘不切断源头的话，何谈预防呢？’

“要想预防胰岛素抵抗的发生，布来得森等学者则推荐采用‘有酮弹性 12/3’饮食法。主要就是吃低碳水化合物，以及准素食主义（鱼类、肉类等蛋白质的每日摄入量，都控制在每 1 千克体重 1 克的程度，如体重 70 千克的人，每日大约可以吃鱼 70 克）。与 MIND Diet 很类似。但是，其还要求晚饭后到第二天早饭的 12 个小时期间必须绝食，尤其是睡觉前 3 小时不能吃任何东西。”

“睡眠”能够清洗大脑内的废弃物——至少要睡够 7 个小时

我瞟了一眼隔壁桌，发现那一对老夫妇正以诧异的眼神望着我们这边。是啊，一个亚洲女性，在听一个老人没完没了地说着听不懂的话。

自坐到座位上以后，斯科特就滔滔不绝地在说，一点没有疲惫的样子。反倒是我，开始有些注意力不集中了。

“话说，美羽，你平均一天睡几个小时？”

真是个心思细腻的老人啊。难道我刚想打哈欠的想法，被他发现了？

“呃，因为忙于研究的工作……来美国以后，平均每天只能睡 5 个小时左右。”

“太遗憾了。要想确保端粒的长度，我建议你每天保持 7 个小时以上的睡眠时间。还有，睡眠的质量也很重要。有数据显示，70 岁以上且有慢性失眠的人，其端粒长度会变短。而每天睡眠超过 7 个小时的人，与不足 5 个小时的人相比较，其端粒会长出 6% 左右。”

“这么说来，睡眠也是抗衰老的一种有效手段呢。”

“那当然了。睡眠不足在大脑老化的过程中，扮演了十分重要的角色。观察人在早晨刚刚睡醒时的大脑影像，可以看到 β－淀粉样蛋白都被清除干净了。睡眠超过 7 个小时的人，其大脑影像中的 β－淀粉样蛋白也会很少。甚至可以说，超过 7 个小时的睡眠，要比合理饮食更有抗衰老的效果。”

压力是引发衰老的“定时炸弹”——心理因素

“你还记得吗，导致患阿尔茨海默病的危险因素第⑥项——‘抑郁’。通过对抑郁症患者长达两年的跟踪调查显示，与健康人相比，其体内端粒缩短的速度也加快了。”

“因为压力吗？”

“正是如此。端粒最怕的就是压力。通过对刚刚满一年的实习医生（往往要承受很多的压力）所进行的调查显示，仅仅这一年的时间里，他们体内端粒的缩短程度就相当于经过了 6 年的水平。关于压力与端粒短缩之间的关联性，将此前多项研究的结果进行综合分析后可以得出结论——压力的确会造成人类端粒逐渐缩短。

“中国的研究者们也给出了一份很有意思的报告：通过向实验的小白鼠施予压力，会导致其大脑海马内的端粒酶活性降低，海马很难再产生新的细胞。但是反过来，如果提升端粒酶的活性，就能化解压力带来的影响，促进海马内新细胞的产生。由此可见，端粒酶不仅能促使细胞新生，还能对抗压力的影响。布来得森也强调过压力会导致患阿尔茨海默病的风险。”

“当 2 年志愿者”让大脑年轻了 3 岁——社交因素

不知何时，邻座的那对老夫妇已经离开了，也许是斯科特聊的话题把他们吓坏了吧。

“斯科特，今天就说到这里，好吗？刚刚那对老夫妇，一直吃惊地望着这边呢。”

“就剩最后一点了……”斯科特伸出了右手的食指，“请让我把这最后一点说完吧。这是最后的内容了。不过，刚刚那对夫妇，看起来已经有 80 多岁了吧？”

他这么一坚持，我也只好听他继续说。

“嗯，而且看起来十分恩爱呢。”

“他们还能活多久我不知道，但是如果有一方先过世的话，另一方的健康和寿命也会受到影响哦。”

“喂喂！说话注意一下啊。”

“对不起，对不起。但是你要知道，端粒的长度也与社交活动有很大的关系哦。

“比如，我们都知道非洲灰鹦鹉是一种聪明且成双成对的鸟。但是，那些不幸落单的鹦鹉，其个体的端粒长度就会缩短。所以说，端粒的缩短也会受到社交因素的影响。

“按照这个说法的话，如果想延伸端粒的长度，就最好能跟自己信赖的人、关系亲近的人做邻居，或者居住在同一地域。这样不仅能得到周围人的帮助，也能向他人提供帮助。有研究报告指出，连续当 2 年志愿者，会让大脑的体积变大，甚至有年轻了 3 岁的效果。”

说完，斯科特将面前的咖啡一饮而尽。

做事情“一丝不苟”也有抗衰老的效果——性格因素

“呃……我要是没听过这个说法就好了。我想，我自己肯定没法通过社交因素来维持自己的端粒长度。看来我很难做到长寿了。”

“嗯？你怎么啦？”斯科特不解地问我。

“在旧金山地区，从 20 世纪 20 年代到 1967 年为止，有一项研究‘什么样性格的人更能长寿’的跟踪调查。”

“啊？性格与寿命也有关联？”

关于这一点，我既想知道，又不想知道……

“根据调查显示，正直且做事一丝不苟的人，这样的性格会更长寿。而且，这种倾向在女性身上表现得更明显。”

“哎！真的吗？”

我的性格就是很较真儿的那种，干工作时非常细心。更何况，我也是女性。

刚刚失落的心情似乎一下子烟消云散了。

“一丝不苟的人，往往都能坚持合理饮食和科学运动的好习惯，也能听得进去医生的建议，并且能切实地完成一些有助维持健康的行动。这样的话，自然会对其寿命带来积极影响啦。

“但是，太过较真儿的话，也有可能变得神经质，所以这一点也要注意啊……”

原来如此。特别是日本人，很多人都是那种较真儿的性格呢。

“不管怎样，日本也报告过类似的统计调查结果。其召集 70 名百岁老人，然后与 60 至 84 岁的人进行性格比较。结果显示，百岁以上的女性群体中，大多都是老实、认真的性格。而宽容和外向的性格，让人不会那么容易变得神经质。

“其他的一些研究也发现，爱笑的人、喜欢社交的人、拥有幸福感的人、乐观的人都比较长寿。也就是说，在心理层面上进行的抗衰老。此外，幽默、富有魅力、可爱、富有好奇心、积极向上等特质也很重要。比如我，就是这样的典型啦。”

斯科特说完，又发出了那奇怪的笑声。引得周围的客人都往这边看，他自己倒是毫不在意。

而我只能在心里长叹一口气。

* * *

听完斯科特一番狂轰滥炸式的授课后，我今天也感到特别疲惫了。那个老人，虽然外表看起来怪怪的，但一定是一位很牛、很卓越的学者。天知道他的头脑中到底储存了多少信息！

我回到房间后，接到了母亲打来的电话。

日本现在当地时间应该已经是黎明时分了吧。我有种不祥的预感。

“喂……”

“……呜呜……”

“喂喂？妈妈吗？怎么了？出了什么事？”

“啊，美羽啊……呜呜……哇哇——”

母亲突然放声大哭起来。虽然我一直在问发生了什么事，但对方就是不回答。看样子是已经喝得酩酊大醉了啊。难道说她喝了整整一夜吗？

不过话说回来，我内心还是松了一口气。

母亲像这样喝得烂醉然后哭着打电话给我，已经不是第一次了。几乎每次都是因为和恋人闹分手。

这一次好像是比母亲年轻15岁的恋人，他爱上了和他同年龄的一名女子。母亲在电话中的口吻，带着无尽的恨意。

喝成这个样子，估计明天醒来什么也不会记得了吧。

我虽然在电话里开导着她，但自己又想起了悟司，内心仿佛针扎般痛苦。

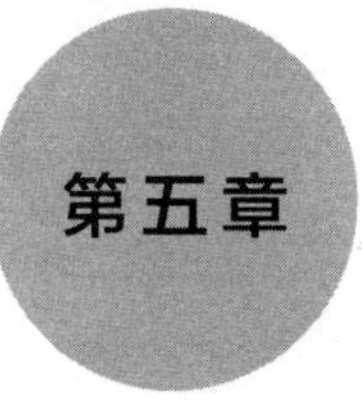

第五章

让大脑保持成长最简单的方法

——通过冥想来抑制“杂念的脑回路”

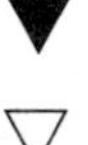

我正站在公交车站等车。这时，一辆全红色的公交车停在了我面前。

定睛一看，车上坐着一位看起来20多岁的日本女孩。

感觉好像在哪儿见过这张脸……那一瞬间，我突然回想了起来。

她不正是悟司新交往的恋人吗？

她好像也注意到了我，一边从公交车里看向我这边，一边呵呵地笑着。

为什么她会认识我呢？

这样一个颇有心计的女孩，悟司到底喜欢她什么？

我挑衅般地没有上车，就那样一直站在那儿。

我情绪非常激动，感觉全身的血液都涌上了头顶。

等我缓过神来时，公交车已经消失得无影无踪了。

我突然发现自己身处一个全白的房间里。

既没有门，也没有窗户，完全就像一座监狱。

等到下一个瞬间，我立刻明白了。

这里是“Elpis II”的虚拟空间——

“人呢，一上了年纪就完了。”

我仿佛听到谁在嘟囔着这句话，转过头去一看，在房间的一角蜷缩着三个老太婆。

“那，那是谁？”

凝神一看，我立马陷入了一阵恐慌。

其中一个人正是每天在“永恒”养老院里呆呆站着的外婆。

而另一个人则是满脸皱纹的母亲。

还有一个……就是之前我见过的50年后丑陋的自己……

“哇！”

我从床上惊醒了过来。

* * *

“是吗？太遗憾了，你真的已经决定了吗？”卡尔文面带微笑地对我说。作为“永恒”养老院的管理员，这个黑人青年还是一如既往地待人亲切。

“如果你不介意的话……”卡尔文接着说道，“可以告诉我原因吗？为什么要从‘永恒’养老院退房呢？难道是因为斯科特？”

我摇了摇头。

“不是的。斯科特虽然话比较多……但是，也教会了我很多重要的知识。无论是对他，还是对这家养老院……还是你卡尔文，我都没有任何不满。是我自己的原因。决定搬出去，是我自己个人的问题。”

卡尔文脸上略带悲伤的表情，点了点头。看到他这个样子，我内心也很难受。

说不是因为这家养老院，从某种意义上来说，也许算是我的一个谎言吧。

今天早上，从那样的噩梦中惊醒后，我才意识到自己一直在“原地踏步”。不管我在斯科特那里听了多少讲座，内心那种对衰老的恐惧似乎从未改变过。

昨天晚上，只是接了执着于抗衰老的母亲打来的一通电话，就让我立刻又回到了原点。之前的一切努力，都成了无用功。

如果是这样的话，还有什么必要继续住在这个全是老年人的地方呢?

好在我还在美国，可以偶尔来看望一下外婆。

“不想招人嫌弃”的心理会催生出衰老恐惧

跟卡尔文说完话以后，我在“永恒”养老院里来回走着，想寻找斯科特的身影。虽然去他的房间敲了门，但他好像并不在。在养老院的会客室里也没有找到他。

我思索着走进中庭，看见在草坪上坐着的两个身影正是斯科特和我的外婆。

他们两个人正闭着眼静静地坐在那里，看起来就像睡着了一样，但是腰杆挺得笔直。远远看去，两个人就像一对恩爱的老夫妻。

“是美羽吧？从脚步声就听出来了。”

我刚踩上草坪走向他们，外婆就闭着眼睛说道。她的头脑好像比往常要清醒许多，只靠脚步声就判断出来是我……这让我大吃一惊。

“啊，是美羽呀。”

斯科特缓缓地睁开眼睛看向我。

“你好，斯科特。”

我也平静地和他打招呼。

“你对衰老的极端恐惧心理……”他突然就聊起了这个话题，“应该是源自不想被他人抛弃的情绪。”

听了他说的话，我才突然想起来——今天是周五，是约定的“讲座日”。可直到刚才，我都把这事忘得一干二净。

“啊，我就不打扰你们上课啦。”

说着，外婆站了起来。

“外婆，没事的！”

我本想上前制止她，但外婆一言不发地摇了摇手，然后往会客室那边走去，脸上带着喜悦的表情。这是我到美国以后，第一次见到这样的外婆。

“斯科特，你刚说的……”我走向斯科特，“就是说‘我之所以厌恶衰老，是因为不想被他人嫌弃’，看来你很了解我呢。我的孩童时代就是一个人度过的。在我刚懂事的时候，父母亲就离婚了。母亲作为一个女演员，经常不着家。所以，我一直都感到很寂寞。

“我长大成人以后，得到了来自周围人的关照，也有男孩子邀请我约会。我想一定是因为我还年轻。就像冻龄的母亲一样，她的身边直到现在也不乏追求者。所以，我特别不想失去年轻！”

斯科特没有说话，而是在一旁默默地倾听着。当他确定我说完了以后，才开始慢慢地开口：

“美羽，这不是你一个人身上才有的问题，每一个现代人在内心都会很惧怕衰老。因为，这是一个追求工作效率的时代。

“上了岁数，就意味着很难再做出业绩，自己可能会被整个社会或者公司所淘汰，将会失去自身的价值——像这样的恐惧正在全社会蔓延着。”

我静静地点了点头。

感觉自己内心一直以来对于衰老的莫名恐惧，第一次在如此深刻的层面得到了剖析。

正确的“深度休息”可以清除脑内的废弃物

“话说……”我又换了个话题，“斯科特跟外婆刚刚在做什么呢？看着也不像是午休啊？”

斯科特听了又发出了那标志性的怪笑声。

"不是，不是，那可不是在睡午觉哟。我们正在做的是……'阻止大脑衰老的终极方法'呢。"

他微笑着说道。

"预防大脑老化的方法，你上周不是已经给我讲了许多……"

"实际上，还有更好的方法哦。"

"什么？有这样的方法吗？！"

此刻，我已经完全着迷于他所说的话，忘记了原本是想来告诉他，我要从"永恒"养老院搬出去这件事。

"我就不卖什么关子了，开门见山地告诉你吧，我刚才和亚希子正在做冥想。"

"冥……冥想？"

从这个怪老头口中听到"冥想"这个词，总让我有种奇怪的感觉。

"是的。除了冥想以外，像气功、太极拳、瑜伽等，这些源于东方的方法，经科学证实也都具有减轻大脑炎症的效果哦。其中，科学家们针对冥想就实施过各种各样的实验。

"最后得出的好消息就是，冥想确实能对体内的端粒产生积极的影响。有调查报告指出，坚持做三周冥想，能让体内的端粒变长。"

"啊！这么说的话，冥想具有让人返老还童的效果？我原以为那不过是一种自我放松的行为。"

"坚持做冥想所带来的好处，可是那种休闲旅游给不了你的哦。

“曾有一项以 94 名从未做过冥想的女性和 30 名经常做冥想的人为对象的研究实验。该实验要求：其中一半的人在接下来的 6 天里连续休假，而剩下的一半人则在相同的时间内连续做冥想。调查发现，这两组人体内与压力相关的基因，都有了积极的变化。

“由此可见，休假与冥想都属于‘休息法’。但要特别指出的是，即便是冥想的初学者，在这 6 天的实验结束之后，其脑内的 β－淀粉样蛋白也减少了。也就是说，对于抑制阿尔茨海默病的大敌——β－淀粉样蛋白，冥想有着非常特别的效果。

“根据统计数据显示，实验中那些经常做冥想的受测者，原本其大脑中 β－淀粉样蛋白的数值就比较低，而在连续 6 天做冥想之后，其体内与抗病毒有关的基因也出现了变化，端粒酶的活性也有所提高。

“短期内可以减轻压力，并清除脑内的废弃物。长期坚持的话，则能增强免疫力，并延伸端粒的长度。冥想的效果已不再是毫无根据，而是有了大量的科学依据来加以验证的。”

世界的精英们都在用的最强休息法——正念疗法

“原来如此！也许是我的观念有些太过时了吧，我只要一听到冥想就会有种抗拒的心理，就总感觉像某种邪教组织才会做的事情呢……”

“哈哈，你为什么会对冥想有这样的印象呢？实际上，冥想确实有着宗教的背景。但是，那也是源于原始佛教的一种打坐方法，而现如今已经去除了其宗教色彩，以非常简单的形式‘输入’到了西方呢。早在 19 世纪的英国维多利亚女王时期，英国人就将‘冥想’从斯里兰卡带回了国内，并给它取名叫作‘正念疗法’！”

“正念？这个词我在日本的时候也听说过！好像是谷歌公司也在使用的一种最强休息法。那么，为何这么受欢迎呢？”

面对我的提问，斯科特举出了以下 3 点理由。

① 形式简单，任何人都能上手实践；

② 有科学依据做支撑；

③ 对大脑和基因都有效果。

“首先，正念疗法已经去除了其自身的宗教色彩，使人们能集中关注在冥想的效果上。也就是说，这是一种能让大脑和内心都获得休息的方法。而且，任何人都能上手实践，对道具和场地都没有要求，属于非常简单的一种方法。所以，才能在急于见到疗效的人群中迅速普及开来。

“最具代表性的例子，就是硅谷的 IT 企业。像谷歌公司就以在内部推广正念研修 SIY（Search Inside Yourself）而出名，此外，还有许许多多的企业及其经营者，也在使用这一方法。”

原来是这样啊。已经与特定的宗教没有关系了。听到这里，我才放下心来。

“那么，为什么在科学界也有如此多有关冥想的研究呢？”

“真是一如既往的会提问啊。”斯科特满意地笑着，“正念疗法能普及到如今这种程度，还要归功于乔·卡巴金[①]。他将源于东方的传统‘冥想’改造成‘正念减压疗法’（MBSR：Mindfulness-Based Stress Reduction），并积极探索用科学的方法验证其效果，由此开启了人们对冥想的科学研究之旅。”

大脑的“机能”提高，“容量”变大

即便如此，仅靠闭目养神就能改善阿尔茨海默病的症状？——对于这一点，我还是很难相信。

“最后，就是关于第三点理由了。”斯科特好像看出了我的心思，伸出他的三根手指头来。

“你是说‘大脑’和‘基因’？”

我的话让斯科特的眼中闪现出了光芒。

“利用正念疗法可以改变大脑——这已经成了一种常识。我们的大脑由800多亿个神经细胞通过突触相连接起来所构成。这种连接

① 乔·卡巴金（Jon Kabat-Zinn）：美国麻省理工学院分子生物学博士、马萨诸塞大学医学院的荣誉医学博士，也是马萨诸塞大学医学院正念中心及其附属医院减压门诊的创办人。——译者注

状态在各种条件的影响下，一直都处于变化之中。虽说我们的大脑很像一台计算机，但是其在配置、功能等各方面都具有无限变化的可塑性。所以说，与真正的计算机又有着很大的不同哦。”

我又回想起了之前的事情，便对他说：“斯科特，实际上当我来美国与外婆再见面的时候，她已经把我事先给她打过电话这件事忘得一干二净了。明明我在电话里跟她说过‘我会去看你’，但见到我时，她却反问我：‘美羽，你怎么来了？’我当时真的是被吓到了。如果真像你说的那样，正念疗法能改变大脑的话，会不会也能增强人的记忆力呢？”

“嗯，看来那天亚希子的大脑状态并不太好啊。不管怎样，正念疗法的确能够延缓大脑老化的速度，而其中最值得一提的，就是其对记忆力带来的效果。有研究报告指出，随着年龄的增长而很容易衰退的大脑流动性记忆能力，可以通过坚持做冥想来加以维持。此外，也有两项综合性分析研究（包括了 60 岁以上的老年实验对象）指出，有正念疗法介入的太极拳运动，能全盘改善大脑的认知机能。”

要是这样的话，看来外婆还是有希望的啊。

“被改变的不仅仅是大脑的神经网络哦，大脑本身也会发生变化。简单来说，就是脑容积会变大。

“卡巴金等人的研究表明，在 8 周的时间内使用 MBSR 法，能够使大脑皮质（大脑表层最发达的部分）的厚度有所增加。其他的研究项目也证实了，左海马、后扣带皮层、小脑的灰白质密度等，也都会有所增加。因此可以说，与记忆有关的大脑部位，极大可能获得了强化。”

坚持做冥想，可以使大脑变大……这真是令人难以置信。我之前还一直相信的“大脑只会不断退化”的说法，现在看来被完全颠覆了。毕竟，斯科特所说的都是有确凿的科学证据做支撑的啊！

就算你什么都不做，大脑也会疲劳——默认模式网络

“那么，冥想可以改变大脑，到底是基于什么样的原理呢？”

我探出身子向斯科特提问。不知何时，我已经完全跟上了对方的步调。

“关于这一点，最引人注目的一个概念就是‘默认模式网络’（Default Mode Network）了。”

“默认模式？你说的那是什么？”

“嗯，一般学术界将其缩写为DMN，所以接下来我也这么来用吧。DMN其实就是由大脑内若干个部位构成的一个网络。

“目前已经知道，这一脑回路会在我们无所事事的时候变得活跃起来。这就好像，即使我们没有踩下油门踏板，汽车引擎也依然会消耗一定的燃料，来保持怠速的状态。同样地，作为大脑怠速状态的DMN会一直持续消耗大脑的能量。

“有研究表明，DMN活跃所消耗的能量，就占大脑整体消耗的60%至80%之多呢。”

何谓“默认模式网络”?

由内侧前额叶皮质、后扣带皮层、楔前叶、顶叶顶下叶等部位构成的脑内回路网络

特征
1
无所事事发呆的时候也会运转

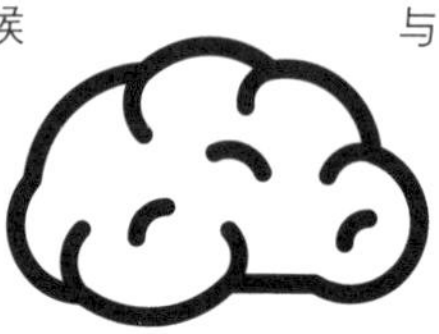

特征
2
消耗大脑60% ~ 80% 的能量

特征
3
与自我烦恼的杂念有关系

“啊？这个脑回路会用掉那么多能量啊。那它到底有何用呢？”

“关于这个问题，目前还是众说纷纭。不过，一般认为 DMN 与‘自我参照效应’（self-reference effect）有很大的关系。”

“自我参照？”

“比如，你是否有过下面这样的经历呢？本来打算完成眼前的工作，但不知何时又回想起了过去讨厌的事情。抑或是，明明打算休息日出去放松一下的，但一想到休假结束后的工作，就又开始变得忧虑起来。

“这些就是你身上出现的‘自我参照效应’。简要来说，就是你的心态并未停留在‘此时此刻’的当下，而是飞到了过去或未来。美羽，你的心是不是也经常被过去或未来所困扰呢？甚至在你做事情的时候，你的心也无法停留在‘此时此刻’上吧？

“我们之所以会产生这些想法，就是因为消耗了大脑内一大半能

量的 DMN 在活跃着。这么看来，就不是那么不可思议了吧？”

专注于“此时此刻”就能抑制“杂念的脑回路”

“……”

我一时语塞，因为全被他说准了。

最近在工作时，我会时不时地回想起与悟司分手的情景，真的很难保持注意力集中。自从来美国以后，我又总是担心外婆今后的病情。总之，我老是心绪不宁，在过去和未来中穿梭，无暇顾及眼前的现实。

“大致来说吧，DMN 就是负责杂念的一种脑回路。这一杂念脑回路如果过分活跃的话，就会使我们的大脑消耗过多的能量，从而使我们感到十分疲惫。”

“因此，就要用到正念疗法？”

在斯科特讲话的间隙，我终于插上了话。

他笑着继续说道：“是的。正念疗法可以让变得过分活跃的 DMN（被杂念笼罩的大脑）恢复平静。

“提到与正念疗法有关的脑科学研究，就不得不提贾德森·布鲁尔[①]了。他与卡巴金一样，同是马萨诸塞大学医学院正念中心的研究

---

①贾德森·布鲁尔（Judson Brewer）：马萨诸塞大学医学院医学和精神病学研究中心主任，同时也是医学和精神病学副教授。——译者注

负责人。

“他在《欲望的博弈》（*The Craving Mind*）一书中曾有过详细的论述。布鲁尔使用正念疗法来研究依赖综合征的治疗。与此同时，他还引入了独特的‘神经反馈法’来实时观察正在做冥想的人，其自身大脑的状态变化。

“通过让冥想者佩戴上神经反馈装置，可以观察到其内侧前额叶皮质、后扣带皮层等部位的活跃度一下子得到了抑制。而这些恰恰就是构成杂念回路 DMN 的主要部位。

“虽然目前关于‘默认模式网络’的研究还有很多的未知之谜，但通过正念疗法的方式，确实能够抑制构成这一脑回路的主要部位——后扣带皮层的活跃度……

“冥想可以使人内心镇静——这已经不单单是心理作用了，而是可以在脑科学上被真实观察到的。”

过度用脑会使其失去“弹性”？

“那么，接下来就让我们进入正题吧。”斯科特像往常一样伸出了食指，“研究已经证实：如果 DMN 持续活跃的话，也就是你的思绪总是沉浸在过去或未来，就会一直被杂念所笼罩，最终导致大脑疲劳。

“那么，你知道这种由 DMN 过度活跃造成的疲劳不断积累之后，大脑会产生什么样的变化吗？”

我惊讶地说道：“难道说，这就是大脑老化的真相？”

“当然，大脑老化的原因不能全部归咎于此，毕竟还有很多没被证实的假设理论。

“例如，我们之前说过，DMN 在平时会保持怠速状态。但是，当我们开始做某项具体的工作时，后扣带皮层的活跃度就会提高，而在工作完成之后，这种活跃度就会恢复到怠速时的水平。

“然而有意思的是，将年轻人的大脑与老年人的大脑进行对比后发现，两者在完成工作后，恢复怠速的速度是有差异的。

“年轻人的大脑做完工作后，马上就能恢复平静。但是，老年人的大脑就很难抑制后扣带皮层的活跃度。随着年龄的增长，这一恢复的过程就变得越来越迟钝。目前已经知道的是，像阿尔茨海默病患者的大脑就完全无法恢复。”

“这就好像岁数大了以后，肌肉也会变得松弛，失去了原有的弹性一样吧。今天早上吃过早餐后，透过洗脸池前的镜子，我竟发现脸上有床单留下的印痕。这在我 20 多岁的时候，可是绝对不会发生的事情……”

听完我说的话，斯科特放声大笑。真是的，这个老头听完我的悲惨遭遇，竟然还毫无顾虑地笑起来。

“哎呀，对不起，对不起。确实是这样的。我想说的是包括后扣带皮层在内，DMN 如果一直保持非常活跃的状态，就会让大脑的活动变得难以恢复，最终成为像阿尔茨海默病患者的大脑一样的状态。”

大脑的 DMN 过分活跃一旦常态化（尽是杂念的大脑），就会更容易衰老。

“你还记得 β－淀粉样蛋白吗？”

斯科特问我。

“当然记得。就是会在脑内蓄积的一种废弃物吧？”

“对，就是那个。研究表明，越是 DMN 过分活跃的人，β－淀粉样蛋白就越会在相关的大脑部位集中性蓄积。也有观点指出，在漫长的人生中，如果过度使用脑神经，就会使大脑更容易蓄积废弃物，从而提高阿尔茨海默病的发病率。

“我之前还提到过，有的人因为基因型的问题，很容易患阿尔茨海默病。这一类人的 DMN 即便是在安静的时候，也会保持较高的活跃度。也就是说，即使在无所事事的时候，杂念脑回路依然在运转着。

“还有，作为阿尔茨海默病的危险因素之一的受教育水平较低，实际上也与 DMN 有关联。

“接受过良好教育的人，其大脑中其他的脑回路会相对活跃，结果就是能抑制住 DMN 的活跃度。反之，教育程度较低的人，其大脑中的杂念回路就会难以被抑制，其患阿尔茨海默病的风险自然也就变高了。”

3个月冥想能让“返老还童的生物酶”活性提升17%!

“这么说的话，正念疗法的效果就像能使肌肉恢复弹性和湿润的美容护理液一样了？”

“嗯，没错。正念疗法能使暂时变高的大脑活跃度完全恢复到之前的怠速水平。也就是说，能给大脑带来柔软度，让大脑的弹性变正常。实际上，有多个研究项目已经证实了，正念疗法能改变大脑内β-淀粉样蛋白的状态，让人不容易患上阿尔茨海默病。这也与我们平时所观察到的冥想的效果是相一致的。”

斯科特的眼中又放出了闪亮的光芒，看来他的演讲一时半会儿停不下来了。

“而且，还有端粒！”

“啊，就是那个与寿命息息相关的物质。”

我赶忙附和道。

“有研究报告指出，使用正念减压法有助于保持端粒的长度。还有更令人大吃一惊的呢——坚持3个月采用正念疗法的结果，竟然使端粒酶的活性提升了17%！要知道，端粒酶可是能修复和保持端粒长度的一种生物酶。

“据综合分析报告显示，正念疗法对端粒酶活性的提高效果，相当于中度的量（d=0.46）。”

“也就是说，正念疗法不仅能改变我们的大脑，还能够改变基因？”

“完全正确。心绪不宁（DMN 过度活跃）会促使端粒缩短。反之，正念疗法可以抑制杂念脑回路，由此解决使端粒缩短的主要因素，并且有助于修复端粒长度。所以说，正念疗法的确会影响我们的长寿遗传因子。

“只不过，就像先前说过的那样，目前我们还没有完全研究清楚。因为，这已经属于科学前沿的探索领域了。今后还会有更多的数据出来，就让我们一起期待能有更新的发现吧。”

对“呼吸”投以意识，让大脑恢复年轻——正念呼吸法

“听了这么多前所未闻的知识，让我非常吃惊。但是，也许因为我还有偏见吧，总觉得‘冥想’一词给人怪怪的感觉……”

“是吗？当然，如果你确实对此很抗拒的话，还是不要太勉强自己吧。不过，就像最开始时我所说的，正念疗法已经去除了其宗教色彩。为了能让最注重实用的美国人都可以接受，人们已经将冥想最有用的部分提炼了出来，形成了这一方法。所以，如果可以的话，美羽你不想亲身试一试吗？”

“呃……好吧。但是，像我这样满心杂念的人也能做到吗？”

“放心吧，可以的！请你先坐到那边的椅子上。背部稍稍挺直，放松腹部。是不是还没有放松呢？请保持全身放松哦。眼睛可以轻轻地闭上。就是这样，对了。”

在日本连打坐、禅修都没有尝试过的我，竟然在来了美国以后开始学习冥想……斯科特好像并没有觉察到我的困惑，而是继续着他的解说。

“很好，准备好以后，尝试进行呼吸吧。不必特意进行深呼吸。就像平时做的那样，在下意识的前提下，保持呼吸的节奏即可。

“那么，接来下请将意识更多地关注到呼吸上。也许你听不明白我所说的吧？其实，诀窍就是有意识地关注与呼吸有关的感觉。比如，吸入的空气经过鼻腔的感觉，还有空气进入体内后，腹部的起伏动作等。”

我尝试照他说的那样去做，却没有感觉到什么效果。

怎么回事啊？虽说是很简单的方法，但好像也太过于简单了吧？我担心这样真的能抑制 DMN 的活跃吗？而斯科特一直保持着沉默，我也只好继续闭上双眼。

没必要去努力想着“消除杂念”

在这个过程中，我又想到了外婆的病情会不会进一步发展。不，不仅是外婆，我自己此时此刻也正在一点点地变老呀。脑海里又冒出了昨晚噩梦中的那三个老太婆。

“你是不是开始心生杂念了啊？”斯科特又说对了。

“虽然你之前将注意力集中在呼吸上，不过，美羽，你的大脑刚刚不知不觉间，又开始飘向过去或者未来了吧？这就是由于DMN开始活跃后出现的，会让你大脑疲劳的自我参照效应哦。”

虽然很后悔，但斯科特确实完全看透了我的心思。

“对，对不起……没想到……”

听了我的话，斯科特赶忙说道：“没有，没有，我不是在批评你。美羽，正念疗法的第一步，就是要注意到自己心绪不宁的状态。让充满杂念的大脑开始意识到自己平时是被杂念所笼罩着的。可以这样说，仅仅是注意到这一点，就已经能让你的大脑比几分钟前收获更大的成长了呢。”

“被你这么一说，我稍微安心了些。”我微笑着对斯科特说，“那么，怎样才能消除这种杂念呢？”

斯科特缓慢地点头回答道：“没有必要去消除杂念！”

“什么？！”我不禁睁开双眼看向了他，“为，为什么这样说呢？”

“正念疗法的目的并非消除杂念。当你有意识地关注呼吸时，就会注意到自己内心的杂念，我们要慢慢地将自己的注意力重新拉回到呼吸上来。就只要这样做就好了。即便再一次心生杂念，也还是以同样的方式去注意到它，然后重新回到呼吸上来就可以了。反复如此即可。

“这就是正念疗法最基本的形式，也可以称为‘正念呼吸法’。那么，美羽，接下来的10分钟，就让我们一起来做冥想吧。”

* * *

自那之后的10分钟，让我感觉相当痛苦。什么也不做，只是将注意力集中于此时此刻——这对我来说实在是太难了……10分钟里，我的注意力总是飞来飞去……头脑中思绪万千，也许大部分时间都是被杂念所支配着。

“嗯，一开始谁都是这样的。关键在于，即便我们不能很好地集中注意力，也不要去责怪自己，而是要每天坚持10分钟。慢慢地，你心绪不宁的状态就会消失哦。”

真的会这样吗？为了打消我的顾虑，斯科特又接着说道：“从目前的科学研究成果来看，正念疗法是阻止大脑老化最有效的方法之一。而且，也是最简单、最容易上手实践的。因此可以说，这就是防止大脑衰老的最简单的方法。”

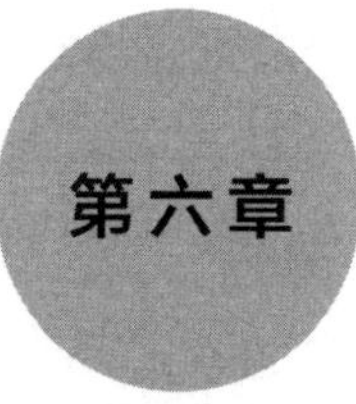

衰老是“大脑的一种进化”

——衰老的积极面

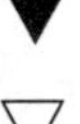

“美羽！”

我从“永恒”养老院专门分配给年轻人居住的房间里出来，正走在被称为“三途川”的走廊上，听见身后有人向我打招呼。原来是养老院的管理员卡尔文。

“很高兴你最后还是决定留下来了。太感谢了！或者说，我应该去谢谢斯科特？”

他一边说着，一边脸上浮现出柔和的笑容。

老实说，对“通过冥想来改变大脑”这件事，我还是有些不太相信的。但是，前几天听了斯科特的讲座，并亲自尝试了10分钟的冥想之后，确实也让我产生了某些变化。

原本我决定搬出“永恒”养老院，而现在我改主意了。

“卡尔文，这些天真是给你添麻烦了。对不起。直到上周，我还犹豫着要不要离开这里。但请放心，现在已经没事了。今后还请多多关照哦！”

“美羽，”一阵沉默后，卡尔文平静地说道，“其实，我一直注意着你。你还记得吗？你和斯特科第二次见面时，他问过你是不是非常惧怕衰老。虽然美羽你那时候表示了否认……但我想，斯科特应该是说对了吧？”

我叹了一口气。是啊，那时他的确这样问过我。而且，这句话一直萦绕在我脑海里。

“为……为什么你会问起这件事？”

我知道自己的声音因激动而变得有些颤抖。这个一向细心的黑人年轻人肯定也注意到了我的变化，赶忙说道：“对，对不起！我绝不是想让你陷入困惑。只是……如果斯科特说的是对的话，我怕你继续待在‘永恒’养老院里会很不舒服……”

让大脑“顺应”衰老——跨年龄交流与脱敏

“用不着担心哦。”

突然身后有声音传来。正在说话的我们都转过头去，斯科特正通过“三途川”从老人楼那边走来。

“跨年龄交流对于缓解衰老恐惧是很有效的。实际上，有研究报告指出，通过让年轻人与老年人交流，可以减轻年轻人内心对衰老这件事的固有偏见。”

“这正是我们这家养老院在做的事情。”

卡尔文开心地回答道。是啊，“永恒”养老院就是一家让年轻人与老年人混居的跨年龄交流养老院呢。

“嗯。有研究显示，仅仅是通过反复观看老年人的视频影像，就有助于缓解人们对衰老的负面情绪。哪怕是从一开始就对衰老持抗拒态度的人，在连续观看了老年人的影像以后，大脑也开始逐渐适应，并能够从不同的角度来看待衰老这件事。这也被称作‘脱敏’。不过，这个过程急不得，否则反而会加剧对衰老的抗拒感。”

几代同堂共住一个屋檐下的时代已经一去不复返了，现如今都是小家庭一起生活，通过跨年龄交流、接触多样价值观的机会变得越来越少。其结果就是人们变得更容易产生对衰老的恐惧感。

在衰老慢慢变成难以理解之事的当下，最简单直接的解决方式，也许就是“永恒”养老院这样的做法吧。

实际上，我每周都来听斯科特上课，也属于是一种跨年龄交流。这么来说的话，这位老人最初令人遐想连篇的外表，似乎也慢慢让人看习惯了呢。

“哦，对了。今天正好是周五‘讲座日’，我就不打扰两位上课啦。”

卡尔文说完，便朝对面的老人楼走去。

“卡尔文还是一如既往地稳重啊，他一定是一个有着良好心态的人。美羽，你说呢？”

看着卡尔文离开的背影，斯科特小声说道。确实，我也很同意他所说的。这家“永恒”养老院的生活能给人不可思议的舒适感，肯定和他的细心管理是分不开的。

“真的是啊……不过，斯科特，刚刚被他这么一说，我也很想知道，那个时候你是怎么看出来我很惧怕衰老的呢？”

我又切回了之前的话题。

“哈哈……那个啊……我当然不会对你有所隐瞒的。不过，在此之前，请允许我先问问你吧，你为何会对衰老感到如此恐惧呢？”

“那，那是因为……”一瞬间，我竟变得吞吞吐吐起来。面对着他那好像能看透一切的双眼，我感觉真是什么都难以隐瞒啊。

“你知道我从事的是与衰老有关的工作吗？”

我将开发“Elpis II”的事情老老实实地向他坦白了。

和大型化妆品公司联手开发“衰老模拟器”项目，为了进行化妆品的促销，而煽动顾客心中的衰老恐惧，作为开发者，我却被50年后的自己的虚拟形象所震惊。从那以后，就一直被这个阴影笼罩着。

为了化妆品的销售盈利，而将每个人的衰老恐惧都推向高潮——听我说完这些，斯科特并没有显露出吃惊的表情。斯科特不是说过吗？对衰老的恐惧心理会导致体内端粒缩短，从而加速人的衰老。

“斯科特，很抱歉我之前一直对你有所隐瞒。其实，我自己也很苦恼。原本想着开发出这样的东西，真的能给所有人带来幸福。可结果，最后被衰老困扰的反而是我自己。因此，我才来到了这里。当看到外婆如今的样子时，我的心态好像也彻底崩溃了。我已经……不知道现在到底该如何是好了……”

面对我的认错，斯科特什么也没说。听他每周上课讲解有关衰老科学知识的学生，实际上内心却是一个坚持抗衰老至上主义的人……我想，就算是平时很温和的老人，也会变得非常愤怒吧。

我慌张地望向斯科特的脸，从他的表情却完全读不出他在想些什么。

一阵沉默后，斯科特终于开口了。

“亚希子，也就是你的外婆，在她还年轻的时候，其实也一直厌恶衰老。她总说害怕自己老了，就会失去现在拥有的感性和创造力，没法再当艺术家。

“美羽……我最初在‘永恒’养老院的餐厅遇见你时，发现你看老年人的眼神，与年轻时的亚希子一模一样。所以，我才推断这孩子肯定也惧怕衰老。”

我的外婆……真是没想到。原来，我和母亲，还有外婆……我们三个人都在以各种形式被衰老这件事所困扰着。

看着呆若木鸡的我，斯科特又接着说道：“走廊里的谈话就到这里吧。今天的讲座不妨还是去我的房间里进行，如何？我为你准备了新买的绿茶。”

学会用新的视角“积极地看待衰老”

“谁都有对衰老的恐惧心理——”斯科特一边往茶杯里泡茶，一边说道，“如何克服这种心理，也是每个人都要面对的问题。我这里有几个能帮到你的方法，现在就来教给你吧。”

我一边端起斯科特帮我泡好的绿茶，一边点着头。

“美羽，关于衰老，你觉得有哪些负面的内容呢？我希望你可以把这些想法，以句子的形式写到纸上。比如，‘衰老意味着……’这样。”

“负面？既然你这么说的话，呃……好吧……‘衰老意味着衰弱、退化、无趣、机能低下、没有价值、丑陋、不开心……’”

我大概能想到的就是这些了。当我在笔记本上快写完这些句子时，斯科特又紧接着说：“很好。那么，看到这些句子，会让你的心中出现什么样的情绪呢？”

“呃，也许是‘阴暗’‘毫无希望’吧。还有‘忧郁’‘不安’……”

“好，那当你有这样的情绪时，美羽，你又会做出什么样的行为呢？请列举出一些动词。”

“嗯——‘逃避’‘蜷缩’‘焦虑’‘放弃’‘谨慎’‘想躲起来’……大概就是这些吧。”

“嗯，非常好。但是，我们不必刻意去改变自己。首先，只需要认清楚这一事实，然后接受它就好——‘我内心抱有这样认知，所以才会导致产生这样的情绪和行为’。”

确实是这样。我对衰老一直抱有负面的认知，所以才会变得如此困惑。当悟司提出分手的时候，我认为自己输给了年轻；当我开发出“衰老模拟器”后，又被50年后的自己的虚拟形象所困扰……

“接下来，美羽，请你写出刚才那些句子的反义句吧。”

“反义句？就是意思完全相反的句子吗？”

我按照斯科特说的那样，紧挨着这些句子，写出了它们的反义句。

· 衰老意味着衰弱——衰老意味着成长

· 衰老意味着退化——衰老意味着进化

· 衰老意味着无趣——衰老意味着幸福

· 衰老意味着机能低下——衰老意味着机能提高

· 衰老意味着没有价值——衰老意味着有意义

· 衰老意味着丑陋——衰老意味着美丽

· 衰老意味着不开心——衰老意味着愉悦

"怎么样？在这些认知的基础上，你又会有什么样的情绪呢？"

"嗯，怎么说呢……应该是积极乐观的心情。"

斯科特满意地点了点头。

"那，这又会带来什么样的行为呢？"

"想让自己获得更多的成长，去做运动，去学习，更加积极地面对生活。除了发挥现有的长处外，还会更加关照剩下的身体机能，提高自己的效率……然后……更加关爱自己，关心自己的身体状态，变得更富有个性，亲近大自然等。"

"哈，真是想到了很多呢。那我现在问你，对衰老的负面认知以及其相反的情况，你觉得哪一种能催生出让自己更幸福的行为呢？你觉得哪一种更有助于你健康地成长呢？"

我望着笔记本上的文字，毫不犹豫地回答道："应该是后者。"

"哈哈，那么请允许我再问你一次。请仔细看一看这两排句子（认知）。美羽，你现在可以自由地选择任意一种认知。也就是说，该如何看待衰老，完全取决于你自己。请告诉我，你会选择哪一种呢？”

毫无疑问，我当然是选择后者。像往常一样，斯科特的脸上又露出了满是皱纹的笑容。感觉他好像也松了一口气。

对于偏见，不要去“改写”，而是去“接纳”——认知疗法与 ACT

真是令人感到不可思议。明明选择后者这样的认知（衰老就是成长、衰老就是进化、衰老就是幸福等）会更好，可我在现实生活中却选择了会带来很多不利行为的另一种认知。我按照斯科特所说的顺序思考了一下这一问题，才意识到自己的想法应该改一改了。

“研究认知疗法的专家戴维·伯恩斯[①]曾经说过：‘什么样的想法，就会给你带来什么样的情绪和行为。而能决定自身想法的人，只能是你自己。’刚才你所做的，其实就是从认知疗法中脱胎而来的 ACT（Acceptance and Commitment Therapy，接纳承诺疗法）的简化版。

“ACT 是诞生于 1999 年的一种心理咨询疗法，主要是以正念疗法和认知疗法的思想为基础。传统的认知疗法主要是以改写自己内心的偏见为目的，但是 ACT 的特点则是让人去接纳自己的偏见。

---

①戴维·伯恩斯（David D. Burns）：美国斯坦福大学医学博士，著名心理学家、认知疗法重要的发展者之一、“伯恩斯抑郁状况自查表”发明人，也是运用认知疗法、不使用药物治疗抑郁症的先行者。——译者注

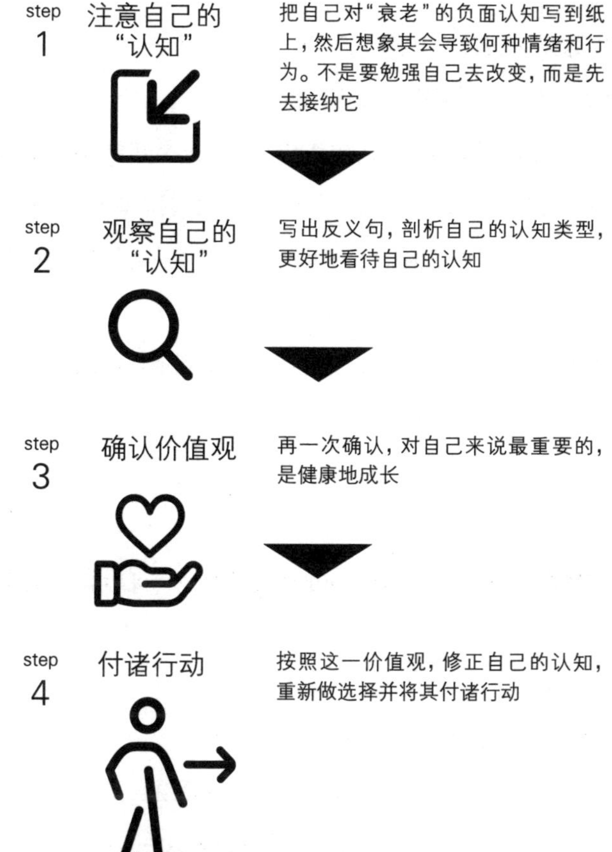

“这实际上也是正念疗法的本质思想。还记得吗？即使你在呼吸时心绪不宁，也不必责怪自己。我们的目的不是抑制杂念，而是学会接纳产生了杂念这件事，这才是所谓的正念疗法。

“同样地，ACT 也并不要求我们立即改变自己的认知，而是首先学会接纳它。在此前提下，基于自己的价值观做出选择，从而按照本人的意愿做出相应的行为。源于日本的森田疗法也是与之相似的一种方法，其要求‘先接纳，再行动’。”

“也就是说，不用强迫自己马上改变想法？”

“是的，先是要接纳自己的想法和情绪。这是其与传统认知疗法最大的不同之处。对衰老的偏见也不是那么容易就能改变的吧。但是，即使不能将其全部消除，至少也能让我们今后的行为产生必要的改变。”

不必勉强自己消除对衰老的厌恶感——听到他这样说，我心情轻松了许多。

不畏惧任何“打击”的幸福感——心理社会发展理论

斯科特继续喝着手边的绿茶。

“到目前为止，我们聊的都是认知层面的话题。事实上，衰老这件事也有其积极的一面。为何人们没能意识到这一点呢？究其原因，还是由于大部分人只是把衰老单纯地理解为身体上发生的现象吧。正是因为人们只关注身体的衰老，所以才使抗衰老发展成了一项有利可图的产业。”

嗯……听得我一阵羞愧，这说的不就是我吗？我装作不在意的样子附和道："原来如此，如果想从对衰老的恐惧中解放出来，就必须重新认识到衰老也是一种心理现象。这样才能更加积极地去面对衰老啊。"

"有些人甚至到死都不会有内在衰老的概念。30 多岁的人，不，哪怕是 20 多岁的人，能够更多地关注自己的内在，那现代人的岁数观就会大有改观。有时候，我们会从自己的外表上明显地注意到年纪的变化，但我们也要能将其视作一种信号，提醒我们应该将关注的重心转移到内在的成长上来。"

是啊，我们往往都对这样的信号视而不见呢，甚至还想拼命地无视它，将其藏起来，别让人知道。

我的脑海中又浮现出了被媒体炒作成"美魔女"的母亲的面庞。她对外一直宣称"自己连睡觉都不愿意卸妆，总是放纵地吃自己喜欢的东西"，但是在家时，每次发现一点点的小皱纹，她都会变得歇斯底里……她肯定是不愿意面对那样的信号吧。

"人的内在成长，不是单纯的'孩子→大人'这么简单，其在长大成人之后也仍不会停止变化。

"例如，著名的心理社会发展理论就把人类的发育分为了'婴儿期、幼儿前半期、幼儿后半期、学龄期、青年期、成人期、壮年期、老年期'这八个阶段。这一理论最早是由德裔美国精神分析专家埃里克·H. 埃里克森[①]提出来的。

埃里克森提出的心理社会发展八阶段理论

发育阶段	面对的课题	发展目标
婴儿期	基本的信赖 VS. 不信任	希望
幼儿前半期	自律性 VS. 羞耻、疑惑	意志力
幼儿后半期	积极性 VS. 罪恶感	目标
学龄期	勤奋 VS. 自卑感	能力
青年期	自我同一性 VS. 角色混乱	忠诚
成人期	亲密性 VS. 孤立	爱
壮年期	生育 VS. 停滞	关爱他人
老年期	自我调整 VS. 绝望、厌恶	睿智

“埃里克森指出，每个发育阶段都有其对应的发育课题。比如，青年时期要面对‘同一性’的问题（‘我是谁？’），而在成人期则要面对‘亲密性’的问题（‘我可以爱谁？’），等等。各个阶段能否妥善解决这些问题，将对一个人的人格形成带来极大的影响。

“身体衰老就是提醒你已迈入下一个阶段的信号。如果选择逃避，将课题搁置不理的话，就会导致发育不良，无法达到每个阶段所要求的水平。

---

① 埃里克·H. 埃里克森（Erik H. Erikson）：美国神经病学家，著名的发展心理学家和精神分析学家。——译者注

“反之，那些能够坦然接受‘身体衰老’的事实，并促使内在发育的人，无论未来会遭遇何种打击，他们都会无所畏惧，从而获得最大的幸福感。”

按照埃里克森的发育阶段来看，我应该处于成人期。这么说的话，我要面对的发育课题就是“亲密性”，即“我可以爱谁”，或是选择孤身一人？我又想起了悟司的脸，不禁一阵心痛。

孔子的“耳顺”与埃里克森的“自我统整”

“那么，关键的壮年期和老年期又该面对什么课题呢？”

对于我的提问，斯科特回答道：“壮年期要解决的是‘世代性’和停滞，而老年期则要面对‘自我统整’和绝望、厌恶的课题。

“所谓‘世代性’，就是指能否领悟到自己的生命可以借由下一代而获得延伸，以及能够为了守护下一代，而做出利他的行为。像那些关心环保问题的人都会说‘为了自己的子孙后代而去保护地球’，这说明他们就拥有世代性。”

“那老年期课题的‘自我统整’又是什么？”

“这是指对自己的人生负起责任，对死亡这件事持安然接受的态度。”

嗯，我听得似懂非懂……也许是看到了我脸上不解的表情吧，斯科特继续补充道：

“其实，我们也可以从东方的哲学思想中找到与其对应的观点。

你看，《论语》中就有这样的句子。”

斯科特说着拿起手边的平板电脑给我看。

子曰

吾十有五而志于学

三十而立

四十而不惑

五十而知天命

六十而耳顺

七十而从心所欲不逾矩

这是孔子的名言。

“既然埃里克森将‘自我统整’当作老年期要面对的课题，那么我们就可以将年龄假设为 60 岁。如此对照的话，也就是孔子口中的耳顺之年。耳顺的意思就是说，‘面对一切都坦然接受’。

“因为这个时代人们的寿命都延长了，所以可以在古人所说的年龄上再加 7 岁左右……但不管怎样，孔子也认为人的一生就是在不断地成长呢。”

记忆力衰退是有“顺序”的——流动性记忆与结晶性记忆

“外婆的内在是何种状态呢？她的记忆好像已经变得模糊不清了，想不起前来拜访者的姓名、忘记昨天发生的事情……更不要提‘自我统整’了。”

听到这里，我不禁叹了口气低语着。斯科特在一旁安静地点着头，然后慢慢地开口说道：

“嗯，亚希子的近期记忆（几分钟或几天内的记忆）确实有所衰退。但是，好像她的即时记忆（几秒到1分钟的程度）的水平还没有那么低下。比如，美羽对她说话时用到的三个单词，她还是能当场复述出来的，不是吗？”

确实如斯科特所言。昨天，我对外婆说：“我要出去买东西，家里的××、××和××还够用吗？”这也并没有给对话带来什么困扰。看到我点头，斯科特便继续说道：“嗯，果然是这样。亚希子遇到的其实就是大部分老年人身上都会出现的典型记忆力衰退现象。也就是说，近期记忆变差，即时记忆却仍保持正常。”

“说到记忆力，还有一个令人吃惊的情况。虽然外婆管理和计算财务的速度大幅下降了，但只要她一拿起彩色铅笔，就仍能用普通人无法企及的速度画出一幅特别精致的画来。”

我点亮手机拿给斯科特看，那是我拍的外婆的画作照片。

“这充分说明了流动性记忆与结晶性记忆的区别。

“流动性记忆，也就是与眼前所做工作的处理能力有关的记忆力。随着年龄的增长，它很容易衰退。与之相对的结晶性记忆，就是基于经验而被记住的工作能力，无论年龄如何增长都不会受到影响。这种现象也被称作‘熟练化’。

“比如，打字员即使老了，其打字的速度也不会因为年龄的增长而变慢。长期工作积累下来的记忆，会以非常快的速度被大脑读取出来，继续发挥其作用。这种情况在很多手艺人身上都能看到。”

随后，斯科特陷入了沉默，仔细看着外婆的画作。

“画得真好呀……”

以鲜艳的黄色墙壁为背景，花瓶中插满了花，紫色的花瓣其香气仿佛要溢出屏幕之外。这样美丽的色彩，真的很难让人相信是用彩色铅笔绘制出来的。

“这，这是什么花啊……”

我结结巴巴地问道。斯科特则安静地对我说：“什么？你不知道吗？这可是凡·高的名作哦。这幅画参照的是被纽约大都会艺术博物馆收藏的凡·高的油画《鸢尾花》。”

斯科特正说着，却好像突然又回想起了什么，眼睛眯了起来。

随着年龄的增长，大脑在“进化”——HAROLD与PASA

“大脑的老化，可以说是短期记忆力和流动性记忆力水平下降的诱因之一，但其也可被视作老化的大脑获得新的进化的一种表现。”

看到我似懂非懂的样子，斯科特又像往常一样伸出了他的食指。这是他讲到重要内容时的习惯动作。

“什么？新的进化？”

“当然，这里的‘进化’二字并非指的是生物学上的进化。衰老恰恰说明了大脑在保持着变化。近期记忆衰退的老年人，其大脑内前头叶和后头叶的连接变强了。由此可见，大脑为了维持和改善记忆力，开始启动了修补系统。

“不仅如此，比如，我们之前曾提到过，随着年龄的增长，大脑会逐渐萎缩。但是，我们却很难找到‘大脑萎缩’与‘认知机能低下’两者之间的关联性。”

“也就是说，虽然大脑萎缩了，可认知能力却意外地并未受到影响？”

“是的！关于这一点，有种说法是‘老年人的大脑开始萎缩后，大脑为了维持认知机能而形成了新的独立脑回路’。下面，我就来介绍几个有关老年人大脑的适应力与进化的例子吧。

“比如，年轻人是只依靠大脑右侧侧头叶的活跃来处理任务的，但是老年人却动用了左、右两侧的侧头叶。这种现象被称为‘HAROLD’（Hemispheric Asymmetry Reduction in Older Adults，老年人群体的大脑半球非对称性减弱）。

“还有，与年轻人相比，老年人大脑的前头叶会更加活跃，后头叶的活跃度反而较低，呈现PASA（Posterior–Anterior Shift in Aging，随年龄增加的前、后头叶变化）现象。”

原来，随着年龄的增长，除了“内在”会变得成熟外，在物理层面，大脑也在发生着独立的变化。

打破一贯的“停滞”，弱化大脑的“牵制”

“我不知道与此是否有关系……和以前相比，外婆有时候好像变了个人似的。虽然我也说不太清楚……用一句话来说，就是有时会表现得像个孩子。”

我渴望了解所有自己关心的内容，于是便向斯科特提出了疑问。

“亚希子身上已经开始出现阿尔茨海默病的症状，这一点我并不否认。但是，老年人的大脑会变得跟孩子的大脑十分类似——这也是科学领域一直以来持有的观点。

“上了岁数以后，像前头叶这种负责掌控理性的部位（前头叶外侧部）会变弱，而负责情绪的脑回路（内侧前额叶皮质）则会占据相对的优势。其结果就是，老年人有时会像小孩子一样变得情绪化。这仍是科学界一个很大的未解之谜。

“负责理性的‘冷端’前头叶，在孩童时代发育会比较晚，到了老年时又会容易萎缩。而负责情绪的‘热端’前头叶（包括前带状皮质），在孩童时代会较早发育，到了老年时却不容易萎缩。在脑科学研究领域，也发现了与之类似的构造特征。”

“原来如此……外婆以前是一个很理性的人，我还是喜欢那个样子的她呀。”

听到我这么说，斯科特笑了起来。

“有时候，老年人的大脑出现的这种儿童化，也许也有其合理性哦。当其表现出情绪化的倾向时，实际上也是在唤起周围人的关注——‘看来这个人需要帮助……’

“执着于自己想做的事情，并且立即付诸行动——年龄增长反而有助于我们打破一直以来的停滞状态。重要的是，无论到了什么岁数，都要能偶尔让自己任性一下。”

说到这儿，他又发出了那奇怪的笑声。确实，在这位老人的身上倒是从未见到过停滞的迹象。我又回想起了和斯科特一起骑自行车时他那兴高采烈的样子。

大脑做出了“正面的选择”——社会情绪选择理论

“也有人指出，这种大脑儿童化的现象也能产生积极、正面的效果。”

“积极、正面？外婆现在这样迷糊的程度，也有其积极的一面啊？”

“对！南加州大学的马祖尔等人基于脑科学的研究结果指出，比起负面的事情来，老年人会更加关注积极、正面的信息。向老年人展示人的表情图片时，结果显示比起悲伤的表情，老年人往往更容易记住喜悦的表情。具体的说明在这里先暂时略去不提。实际上，之所以会出现这样的情况，与大脑内负责情绪的部位（内侧前额叶皮质和前带状皮质）依然保持正常有关——虽然大脑已经老化了。

“还有一种观点认为，人在上了岁数以后，大脑会变得能够隔绝情绪的杂音，不再表现得心绪不宁，而是更容易保持安定的状态。实际上，你发现没有？在这家‘永恒’养老院与他人交谈时，是否遇到过那种情绪激动的人呢？这种幸福感，也许正是老年人特有的大脑进化的产物啊。”

确实，这里的人际关系都很和谐呢。客观来说，虽然老年生活中有很多的不便，但由于大脑做出相应的调整，使得当事者自己更多地关注那些积极、正面的事情。

“此外，老年人的大脑还会主动去回避那些能带造成负面结果的行为。打个比方，就像一位善于躲避道路上碎石子的老司机。也许你会认为这样做缺少了冒险精神，但也可以理解成是基于失败的经验而做出的更加精确且低风险的选择。这也被称为‘确定性效应’（certainty effect）。

“更关注积极的信息，回避有风险的行为——简单来说，就是在所有的资源中进行筛选，以完成能带来自我满足的活动。这就是老年人的大脑中出现的变化。斯坦福大学心理学家劳拉·卡斯滕森（Laura Carstensen）基于此提出了‘社会情绪选择理论’（Socioemotional Selectivity Theory）。”

每 5 个人中就有 1 个人可达到的境界——托斯塔姆的“超越老化”理论

也许，衰老这件事（至少在主观上来说）并不像我所想的那样可怕吧。在听斯科特的讲解时，我慢慢产生了这样的想法。而像 ACT 这样的方法则更加令人感到鼓舞，毕竟对于理科生的我来说，有事实做依据的东西会更有说服力。

“人类的大脑在老化的同时，自身为了进行修补，也会发生灵活的变化啊。”

听完我说的话，斯科特满意地点了点头。

“随着年龄的增长，大脑变化的终极形态就是所谓的‘超越老化’（gerotranscendence）理论。这是由瑞典社会学家托斯塔姆首先提出的一个概念。简要地说，就是不畏惧大脑多数机能的丧失，能从既有的价值观中超脱出来，获得更高视角的一种状态。据他的统计，65 岁以上的老年人中，约有 20% 的人能够达到这种境界。”

“啊，我还是第一次听到这个词。超越老化与斯科特你之前提过的老年的幸福感也有一定的关系吧？”

“嗯，真是一语中的呢。据托斯塔姆说，这种超越主要体现在三个方面。首先是社交领域。他们会更加重视与个别人的深入交往，并保持独立的价值观。

“其次，就是自我的领域。达到这一境界的老年人会更具利他的精神，纠结于自己的身体或外貌的情况会变少。即使是对过往的负面经历，也会持肯定的态度。

“最后，就是宇宙的领域。不再区分时间与空间，感觉现在、过去和未来都融为了一体。此外，对于生死也不再感到困惑。”

也许，有朝一日，我也能达到这种境界吧。虽然难以想象我会不再纠结于容貌、时间或者生死，但是，如果真能做到的话，一定会感到特别幸福吧。

“我感觉这和正念疗法也有相通之处呢。”

“果然，美羽还是一如既往的聪明啊。冥想大师释一行[①]就曾这样说过：‘禅悟的最高境界，就是超越出生、死亡、存在、虚无的一种状态。’而正念疗法也要求人们去接纳所有的一切。”

“斯科特，只有占整体 20% 的人能达到超越老化的境界，是不是有些太残酷了。为何不能再多一些呢？”

“按照托斯塔姆的说法，‘灵活的’‘从事专门职业’‘住在城市中’‘曾生过几次大病’——越是具有以上这些特征的人，就越容易达到超越老化的境界。但是，最大的一个关联性因素却是年龄很大哟。”

斯科特解释道。

“也就是说，与其他因素无关，越是长寿的人，就越容易做到那种接纳一切的境界？”

---

①释一行：出生于越南，是现代著名的佛教禅宗僧侣、作家、诗人、学者暨和平主义者，也是入世佛教的主要提倡者。——译者注

“是这样的。而且超越老化还能带来另一大好处。社会学家莱维指出，达到此种境界的人，会感受到年龄增长的优势和成就感，并能缓解自身的压力，从而避免心率变快和血压上升。简单来说，超越老化也是有益于健康的。”

“对自己更宽容”也是需要技巧的——慈爱冥想

“衰老往往只会让人联想到退化。然而，这只是一种偏见而已。人类大脑的厉害之处就在于，即便某项机能衰退了，其也会启动各种机制来进行相应的修补。

“衰老的确会让你失去一些东西，但那不是全部。”

这么想来，衰老确实是一件十分复杂的事。而且……也有着其独特的魅力？斯科特的讲解，让我的衰老恐惧明显缓和了不少。我内心深处一直以来都被紧紧地束缚着，而现在则感觉获得了解放。

“我给你看样好东西。”

说着，斯科特从位子上站起了来，缓缓地走进里屋。

等他再出来时，怀里多了一个小木箱。他将箱子放到桌上，打开盖子，平静地从其中取出一样东西。

那是一件很小的陶器。

“这件陶器，实际上是用一种名为‘金缮’[①]的手法，将碎片重新修补复原而成的。和现代人不同，对坏掉或者碎掉的东西，以前的人会努力去将其修复。而且有些时候，甚至能催生出比原来更大的价值。这项艺术也给像我这样的‘老东西’带来了勇气呢。”

仔细观察这件陶器，确实能看到粘连碎片的几处缝隙。但是，正因为这些缝隙的存在，却酝酿展现出了不可思议的美感。

“这是你外婆的作品哦——”

听到这句话，我大吃一惊。

“什么？外婆的？”

“她年轻时送给我的礼物。那时候，我真没想过有朝一日，这件陶器能给我带来如此大的勇气。那都是过去的事情了。”

外婆现如今正在慢慢失去一些东西，但是，在失去的同时，她的大脑也在进行着修补，也因此获得了一些新东西吧。

“好吧，到今天的最后一件事了。为了帮助美羽你克服衰老恐惧，我继续教你正念疗法。慈爱冥想在英语中叫 loving-kindness，用巴利文语则称为‘慈爱’（metta），是运用慈悲之心进行冥想的一种方法……首先，还是像之前一样，先进行呼吸冥想吧。”

我俩就这样闭上双眼坐在椅子上。过去的一周里，我每天都会坚持这样做冥想，所以和一开始相比，已经不再抗拒了。

---

①金缮：金缮是运用纯天然材质修补残缺器物的工艺名称，是需要有一定审美能力的一门技艺。——译者注

大约过了10分钟的时间，斯科特开口说道："很好，现在开始进行慈爱冥想。首先，请试着说出自己此刻的心情，可以用语言说出来。"

"比如……'上了岁数真是可怕'这样吗？"

"嗯，可以。接下来，请反问自己，为了改变这种心情，必须要怎么做呢？"

"那就是……要消除恐惧、接受衰老吧……"

"那么，请试着把这些都说给自己听吧。即使不出声也可以，请把我接下来所念的内容，都反复说给内心那个渺小的自己吧。"

斯科特缓慢地、一点点念出了下面这些句子。

对自己要一直保持宽容哦。

要记得先入为主的观念，最终是可以被改变的。

即使不能很好地接受衰老这件事，也要对自己保持宽容。

即使注意到自己的衰老，也要知道有朝一日能愉快地去接受事实。

要将自己过去的经验转化为自己的睿智。

总归会有一天，我会享受年岁的增长。

年龄的增加，会为我带来新的东西。

"好，请慢慢地睁开眼睛。"

我听到斯科特所说的，平静地睁开了双眼，感觉内心一直以来的束缚消失不见了——令自己都难以置信。

“夸张地说，慈爱冥想就是培养宽容的一种正念疗法。我刚刚正在对自己这样做。

“现代人往往对自己很苛刻，用特定的想法和价值观束缚住自己，一直习惯这种束手束脚的状态。而慈爱冥想就是打破这种束缚的方法。

使用神经反馈设备所做的实验

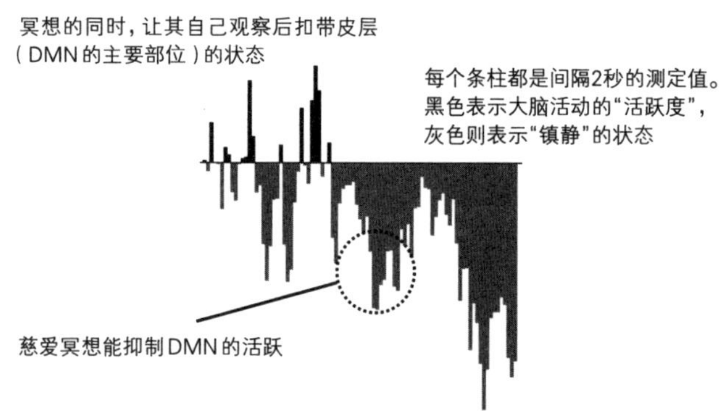

数据来源：Judson Brewer（2017）. *Craving Mind*. Yale University Press より作成

“也许，一开始会觉得不可思议，但是布鲁尔等人利用神经反馈设备所做的实验也证实了，这一方法确实能快速抑制后扣带皮层的活跃。

“美羽，你在每天的正念疗法之后，就可以再做一做慈爱冥想。如果可以的话，在做完冥想以后，还可以把对自己内心所说的话都用纸和笔记录下来，这样会更有效果哦。”

* * *

“啊，是吗？”

听完斯科特的讲座，我再次走在“三途川”走廊上。虽然此刻只有我一个人，我却在走廊里听见了一个声音。

“可以用 VR 技术啊！”

我突然有了灵感，那是与“Elpis II”完全相反的发明。不是要让人看见衰老后的自己，以此来煽动人们的恐慌情绪。而是缓和大家对衰老这件事的抗拒情绪，借助虚拟影像的技术，帮助人们学会接受衰老。

我终于找到了自己来耶鲁大学的目的！

虽然冥想能提升人的各种认知机能……但我想这也多亏了正念疗法所起的作用。

面对终于找到的突破口，我感觉全身的细胞都欢呼雀跃起来。

* * *

迷迷糊糊之中从床上起身，拉开窗帘，窗外漆黑一片。

凌晨 3 点 40 分，整个世界还是一片寂静。

站在窗边，头脑还未清醒的自己，内心升起了疑惑。

“我在这里干什么？”

环视昏暗的房间，发现自己被陌生的家具包围着。

这，这不是我的房间。

那一瞬间——一股忧伤的情绪袭来，眼泪也夺眶而出。

真的太突然了。

“永恒”养老院发生了火灾。

在耶鲁大学的研究室忙到很晚的我，走在回养老院的路上，却感到了一种奇怪的气氛。附近的人都跑到了马路上，望向同一个方向。虽然已经很晚了，但“永恒”养老院所在的小山丘却变得非常明亮。

当我意识到那是火焰带来的光亮时，身后已经有消防车疾驰而过。

“永恒”养老院陷入一片混乱之中。

“啊——”

“快跑啊！”

到处都是人们逃离的呼喊声。

“外婆！”

我气喘吁吁地飞奔向养老院，朝外婆的房间跑去。虽然她的房间离起火点还有段距离，但是整个走廊里都被大烟笼罩着，能见度不断降低。我用手一边摸索一边前行，终于找到了外婆的房间。虽然房门大开，却没见到外婆的身影。

“美羽！”我听见有人从走廊的深处跑过来。原来是卡尔文。

“不能待在这里！亚希子平安无事，快！走这边！”

说完，他用力拉住我的手，向紧急出口的方向跑去。

并没有人因这场大火而死亡。起火点好像是年轻人住的那栋楼，整栋楼有一半都被火烧毁，很多房间已经无法再住人了。

有几个年轻人被烧伤或摔伤，但老人们都平安无事——这真是不幸中的万幸。在被救援的老人群的一个角落里，我发现蜷缩在那儿的外婆，让我悬着的一颗心也终于放了下来。而陪在她旁边的则是斯科特的身影。

“美羽，你能过来一下吗？”

卡尔文被混乱和救灾行动弄得一脸憔悴的样子。

我跟着他来到了离养老院稍远的一处广场，那儿还站着几名身着制服的警官。他们中的一个人向我简单做了自我介绍，然后说的话令我大吃一惊。

“你就是叶月美羽吧？现在有多名证人表示起火的时候，在现场看见了你的外婆。我们也问过卡尔文，他说你的外婆有患认知障碍症的可能。明天，请你带着你的外婆一起来警署一趟。”

“啊？外婆她？怎么，怎么可能……”

我一时不知该说什么。

接下来的事情，都是一些零星的记忆。

第二天，我带着外婆去了警署。

外婆怯怯地说“什么也不记得了”。

在“永恒”养老院里，有人开始交头接耳：“是亚希子干的？！”

年轻楼的一半住客都决定退房。

还有，把这一切告诉我时，卡尔文那悲伤的表情……

最近这三天，我都借住在耶鲁研究室的同事莱斯利这儿。不知为何，每天都是一大早就醒来。然后，感觉自己什么也没做，一天就又过去了，就像走进了一个漫长而黑暗的隧道中。

不过话说回来，我不可能一直陪着外婆，是时候考虑今后的事情了。

我原本的想法还挺乐观，不过，外婆阿尔茨海默病病情的发展要比我想象得快。

但因为听了斯科特讲解的衰老知识，所以我并不感到焦虑，一直在不断地逃避着现实。现在看来，全部都是我的错。

手机的铃声响了。又是母亲打来的，完全不管时差，一想到就给我打电话，可我这边还不到凌晨 4 点啊。

“喂，是美羽吗？你还好吗？我听说了外婆的事情。是不是发生火灾了啊？真是让我也大吃一惊！”

“你错了！……真正的嫌疑犯还没确定就是外婆！”

我本想着要这样回应她，但是却没有说出来。

“话说，你开发的那个‘Elpis II’，呵呵，我前几天去店里试了试，差点让我当场晕倒过去。看到自己那么丑陋的样子，我要更注意保养了！”

“你又错了！真正重要的是学会接受衰老这件事……”

我还是没有说出口。

母亲也注意到我一直没说话，便在一阵空白之后，平静地说道：“美羽，我知道你是一个为外婆着想的好孩子。但是……是不是也要有个限度？还是回日本来吧。你不可能一直陪着她到老的。你也要重视自己的青春呢！”

不出所料，她还是那么厌恶衰老。

也许，母亲是对的吧。

“人呢，一上了年纪就完了。”

第七章

不让大脑陷入“停滞”的最强方法集

——8 种日常正念疗法

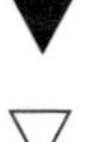

沿着熟悉的山丘往上走，前面不远处就是“永恒”养老院。

我在途中望见了一个身影。

那宛如儿童般的瘦小体格、弓着的腰、手里拿着拐杖——

是斯科特。

其实，这是自那场火灾以后，我第一次见到他。

虽然只是三天前的事情，我却感觉像隔了好多年才又遇见这位老人。

当我俩的距离近到能看清彼此的表情时，斯科特开口说话了。

“美羽，你终于回来啦。”

那一瞬间，我强忍着的泪水还是涌了出来。

我一直确信，他就是我现在内心的“安全基地”。

我跑了过去，拥抱了他。

“啊……怎么……你这是怎么了？”

虽然斯科特感到非常困惑，但我还是自顾自地如孩子般放声大哭起来。

让大脑重回平静，让纷乱的内心安定下来——平静冥想

我们两个人一起来到“永恒”养老院，朝老年楼那边走去。周围仍拉着“禁止入内”的警戒线，建筑物的天井还残留着被火烧过的痕迹——这一切都在提醒着人们，这里曾发生过火灾。

“美羽，怎么样？我们一起来做一次正念冥想吧。”

斯科特手指着中庭的长凳，轻声地说道。难不成他看出了我内心的忧虑？

“接下来，我们要进行的是……”刚一坐下，他就开始解说平静冥想（equanimity）和舒心安神冥想（comfort and ease）这两种正念疗法。慈爱冥想能有效缓解我们内心的恐惧与自责情绪，而当你感到不快或忧虑时，我更推荐你用这两种方法。首先，还是像往常一样，先用 10 分钟的时间将注意力投向自己的呼吸。”

我轻轻闭上双眼，开始注意自己的呼吸。感觉到空气通过鼻腔，还有腹部上下的起伏。伴随着气息的吐纳，我感觉自己内心的杂念正在一点点被呼出体外。

这三天，我一直都寄宿在莱斯利家。可实际上，我感觉自己的大脑和身体一刻也没有休息过。

我们在陷入痛苦时，往往就会忘记休息。

“好，现在请试着将注意力慢慢转向你内心的混乱状态。是什么

夺走了美羽你心的平静？”

不用说，当然是那场大火。我最爱的外婆莫名其妙就被当成了嫌疑犯，而根本的原因，却是外婆她老了。

“你内心的不安已经被完全呼出来了吗？那么接下来，就像上次那样，在心里反复默念下面这些句子吧。”

无论遇到什么事，都可以坦然地接受。

内心的忧虑都将慢慢得到缓和。

对衰老的抗拒心理也将得到缓和。

要一直提醒自己，认知是可以被改变的。

外婆和我的内心都将迎来宁静与舒畅。

过了一会儿，斯科特睁开眼睛。而我感觉自己一直被过去和未来所束缚的内心，又回归到了此时此刻。用脑科学的话来说，就是我大脑中过度活跃的 DMN 被抑制住了。

斯科特安静地说道：“美羽，请放心。‘永恒’养老院的老人那边，就交给我去解释吧。”

这句话让我顿时感觉——面前的这位老人是如此值得依靠。

确实，斯科特在老人群体中还是很有威望的。如果他出面的话，说不定真能打破目前这个僵局。

耶鲁大学的正念研究者们

“美羽，没事的。只要我从这里搬出去就行了。”

此刻，老人们都聚集在养老院的休息室里。可没想到，第一个发言的竟是外婆。

除了那几个说看到外婆在起火现场的人以外，大部分老人都没有责怪过外婆。所以，在外婆身上应该没有任何可疑之处。

但是，外婆自己却并不能确定自己什么也没有做。发现自己衰老到了这种程度，我想她的内心也遭受了深深的伤害吧。

“亚希子，我们大家都没有过这种想法。所以……还是像之前一样，继续留在这里吧？”

不知为何，斯科特变得结结巴巴起来。

然而，一位坚信“亚希子就是嫌疑犯”的 70 岁女性却强硬地表达了自己的态度：“你为什么要那样说呢？这明明是亚希子自己的意思。我们可没有替她做决定的权力。况且，谁知道她将来什么时候又会做出同样的事情来？”

也许，她内心原本就希望外婆能从这里搬走吧。

“可是……”

斯科特无法提出任何反驳。没想到，斯科特也会……明明之前还跟我说“放心吧”，现在看来完全靠不住啊！这时，又有别的女性开口发言。

“总之一句话，只要这个人还待在这儿，我们大家就没法安心生活。这家养老院本来宣传的是‘跨年龄交流’，可是现在年轻人们不是几乎都退房了吗？所以，我觉得亚希子想从这里搬出去，是一个很明智的决定。斯科特，希望你也能尊重亚希子所做的决定，好吗？”

真是来势汹汹啊。

斯科特原本就瘦小的身体，现在显得更加弱小了，他沉默了。

“对不起，打扰了！”

所有人都望向门口，那里正站着两位陌生的女性。从外表来看，她们好像都是日本人，其中一位特别引人注目。

“真，真是个大美女啊……”

“……哦，哈哈，你们终于来啦。”

斯科特向她们举起了一只手打招呼。那位引人注目的女士也望向斯科特这边，并点头示意，然后便朝我和外婆这边走来，同时伸出了她的右手。

“你就是叶月美羽吧？”她操着一口流利的日语。

“我是耶鲁大学的小川夏帆。这位是朋美。她是纽黑文市一家超人气面包店的经营者。初次见面，请多关照！”

“请，请多关照……”

我同两人握手的同时，感受到了小川夏帆强大的气场。原本熙熙攘攘的老人们，也被她身上那种干练、稳重的气质给镇住了。

夏帆接着又改用英语对外婆说道：“您就是美羽的外婆……也就是那位蜚声国际的艺术家叶月亚希子吧？一直以来，我都有收藏您的作品。初次见面，还请您多多关照！”

外婆也微笑着与她握了握手。众人听到夏帆所说的话，纷纷骚动起来。原来，他们都不知道外婆的真实身份。也许大家没想到如此有名的艺术家竟然就生活在自己的身边吧。

面对老人们的骚动，夏帆不得不调高了自己说话的音量。

“我是这位‘尤达大师’的弟子。哦……他在这里好像叫斯科特呢。也许大家都知道吧，他原本是耶鲁大学的教授，本名叫拉尔夫·戈洛博。不过，我们一直都叫他尤达。”

瞬间的安静之后，休息室里发出一阵哄笑声。

的确，斯科特和电影《星球大战》里的角色尤达大师真是如出一辙。看来这个外号起得真是太准确了。为什么我之前都没有想到呢？

“我第一次见到他时，他正穿着满是褶皱的白大褂，头发也是乱糟糟的，真的很像尤达大师呀。但自从他决定到这里来度过自己的‘第二人生’后，我发现他变得整洁起来了。”

“哎呀，真是说不过你啊，夏帆……”

斯科特——或者说尤达——站在大家面前不断地挠着头，看起来既有点害羞，又有些开心。

实现人生不可缺少的“两个 H”——日常正念疗法

“其实，我今天之所以来拜访‘永恒’养老院，是被尤达给叫过来的。我从他那里听说了火灾的事情。真是太危险了。我想各位一定还对此心有余悸吧。

“我现在是耶鲁大学正念研究中心的负责人，研究的课题是让大脑与内心休息的技巧，同时也担任精神科医生的日常诊疗工作。我觉得这种时候，应该向各位提供心理干预等帮助。所以，今天才来到这里。

“我要讲的绝对不是什么很晦涩难懂的内容。另外，我还给大家带来了美味的面包，请大家一起享用吧。”

一旁的朋美赶忙将事先准备好的面包和绿茶分发给在场的老人们。看来，她也是一个勤快的人。面包的外包装上都印着“MOMENT”的字样，应该就是这家店的名字吧。

在这之后，夏帆就开始了她的“讲座”。

基本上都是我之前在斯科特那里听过的有关衰老的科学知识，不过她是用更加通俗易懂的语言来阐述的。她让所有人都明白了预防大脑衰老并非不可能。

“所以，情况就是这样的——”夏帆准备结束她的小型讲座，“每个人的大脑都是非常了不起的‘高级货’。之所以说大脑具有可塑性，就是因为在大脑受到某种形式的刺激后，就会产生出新的变化。不仅如此，通过 ACTIVE 研究也得出了‘连续 5 周的大脑训练，其效果能保持5年’这样的结论。因此，关键就在于‘坚持’二字。只要不断地对大脑进行刺激，就能产生长期的效果。”

老人们一边听夏帆讲，一边时不时地点点头。发给他们的面包做得软硬适中，轻轻一咬便能吃进嘴里，完全适合他们这个年龄的牙口。

当话题谈到正念疗法时，老人们都表现出了强烈的兴趣。

“你刚说的那个正念疗法，能不能教教我们怎么做啊？像我们这样，说不定什么时候就会患上认知障碍症，到时候会给周围人增添不少麻烦。所以，我很想知道，对此有什么能做的事情？”

听众中有一个人大声问道。

“嗯，当然会教给大家！”

夏帆微笑着回答。那是一个极富魅力的笑容。老人们（特别是老头们）能如此认真地听夏帆讲课，我想不仅仅是因为对内容很感兴趣吧。

“正念疗法可以帮助大家将所有人身上都会出现的衰老现象，转变为一件了不起的事。因为，它教会我们的是维持身心健康（health）和获得幸福（happiness）的方法。正念疗法能让我们实现‘人生不可缺少的两个H’——因此，可以说这才是最强的抗衰老的方法哟。

“接下来要教大家的，就是由我和尤达一起发明的、能在日常生活的各个场景使用的冥想步骤。我们将其命名为——‘日常正念疗法’。一共有 8 种，不过今天先只教大家第一种吧。”

说完，夏帆便开始讲解我从斯科特那里学过的正念呼吸法、慈爱冥想和平静冥想等方法。

下面就是我对之后几天夏帆讲座内容所做的总结。

【总论】正念疗法能改变什么？

· 正念疗法能改变“①压力、大脑、基因”。

· 正念疗法能改变“②习惯”（导致患阿尔茨海默病的危险因素，都源于平时的生活习惯）。

· 可以按照“注意→改变→持续”这三个步骤来改变自己的习惯。

· 注意：解除自动运转的机制，注意自己未曾留意过的一些习惯。

· 改变：思考旧习惯形成的原因（渴望感、固有观念、压力等），然后培养新的习惯。

· 持续：维持自己的行为动机（找到科学依据做支撑！）对自己宽容，并保持一贯的乐观。

【方法 1】每天能做的事情——呼吸是一切的基础

· 每天进行 10 分钟的正念呼吸法（重在坚持。只有坚持去做，才能抑制 DMN 的活跃。冥想能让长寿基因返老还童）。

· 在这之后，可以再接着做 5 分钟慈爱冥想或平静冥想。

· 坦然地接受内心所抱有的不安（例如，对衰老的恐惧），将目光放到“内在的成熟”这件事上（有报告指出，这样做能延长寿命7.5年）。

·使用ACT，将以下的“方法2到8”转化为日常的行动，为自己指明方向。

【方法2】运动中能做的事情——拥有“鸟的视角”

·以每周3次，每次40分钟的中等强度有氧运动（最大心率60%的程度）为目标（可将患认知障碍症的风险降低40%。同时有数据显示，坚持做1年后大脑的状态将会年轻一两岁）。

·【正念与间歇性训练相结合】慢跑或慢走的过程中，当速度降下来时（或者快起来时），会感觉到血液向手脚等末端流动，同时也要注意静态时的变化。

·学会以“鸟的视角”来看待运动时的辛苦，即脱离自己之外的角度（就像灵魂出窍那样）。

·包括正念疗法在内，像太极拳、瑜伽、气功等，都可以学着去做一做（具有延长端粒的效果）。

·工作时，要注意自己久坐的时间和姿势，运动运动身体或是多走步（缺乏运动的生活方式会导致患阿尔茨海默病的风险提高2.5倍）。

·在上班途中、办公室内移动以及商场购物时，注意行走时身体的感觉（两腿之间绝妙的关联性、两只脚踩在地面上的感觉、肌肉与关节的运动、体重移动的感觉等）。

·对“当下”抱有意识。要为练习设定目标，不能有“剩下的稍后再做”的念头。

· 不要去强迫自己，而是关爱自己。

· 不要去跟周围的人或自己过去的表现做比较。根据当天身体的状态，适当运动即可（运动能调整大脑后扣带皮层的状态）。

【方法 3】用餐时能做的事情——饮食冥想

· 学会使用 MIND Diet。特别要注意水果、坚果类、谷物摄入不足，以及盐分摄入过量的情况（有数据显示，这些占了阿尔茨海默病患病风险的一半）。

·【饮食冥想】吃饭前，要思考“为什么想要进食”。当对重口味的加工食品、甜食、碳水化合物等有食欲的时候，要加以注意。食物的外观、气味、温度等也要加以留意。最初阶段也可以像小孩子吃东西那样，慢慢地适应口感、味道的改变。

【方法 4】为培养习惯所能做的事情——RAIN

· 吸烟、过量饮酒、暴饮暴食等坏习惯之所以很难改掉，就是因为其唤醒了自己内在的一种渴望，让大脑产生依赖的信号。

· 当“想吸烟”“想喝酒”“想吃”这样的渴望得到满足时，就特别要注意此时身体的感觉（正念疗法可以减少情绪性的暴饮暴食和肥胖问题）。那些容易吃太多的人，可以试着写《饮食日记》，这样会比较有效果。

·【RAIN】控制内心渴望的四个步骤

① 认识（Recognize）：对自己内心的渴望（如想吸烟）抱以意

识。当出现这些渴望时，通过深呼吸等方式来放松。

② 接受（Accept）：接受内心的渴望。不要去压抑或无视它，而是将其作为自己体内理所应当的一种经验，来加以接受。就好比，冲浪运动并不是要去抚平海浪，而是先学会接受它，然后再乘风破浪。

③ 验证（Investigate）：随着内心渴望的不断加强，要能客观地反思“此刻，自己的身体正在产生什么样的感觉”。

④ 记录（Note）：将渴望当作别人的事情，让自己与其划清界限。要做到这一点，可以将自己的感觉以短句或单词的形式记录下来，这会非常有效果。例如，“胃部有没着没落的感觉”“胸口有在炙热燃烧的感觉”等。然后，继续追踪这种感觉的发展变化（强度、性质、范围等）。如果注意力不集中的话，就再回到第③步，直至我们能消除渴望，乘风破浪。

【方法 5】为提升智力所能做的事情——大脑训练

·【正念注意法】坐在椅子上闭目冥想，施行正念呼吸法。当达到一定程度时，让你所意识的对象，在“身体的感觉”→“声音”→“呼吸”→“周围的空间”（没有特定的对象，而是整体）之间自由地变换（这样做能提高负责“高级认知机能”的背外内侧前额叶皮质的活跃度）。像这样，锻炼自己集中注意力的能力，可以调动相关的大脑机能，之后再进行大脑训练效果会更好。

· 一天花 30 至 60 分钟的时间进行大脑训练，以一周训练 2 个小时左右为目标。网上有 ACTIVE 研究项目中使用到的训练内容（可实现7至14年的记忆改善效果。连续做5周的话，其效果将以“年”为单位延续）。

·【N Back问题】这是为了测试大脑前头叶的“流动性记忆机能”（有可能从20多岁起就衰退），而采用的一项训练任务。在笔记本每一页的角落上随机写一个数字。然后在翻页的同时，去回忆“前一页上写的数字”。习惯了以后，可以再慢慢提高难度，将问题的条件改为“前两页”或“前三页”。目前，也有人开发了类似的APP以供在手机上使用。

【方法6】为了美容所能做的事情——热情主导

·当你泡澡、淋浴、刷牙、化妆、做发型、换衣服的时候，要注意自己内心是否有过犹豫，要将意识投向身体的动作以及随之而来的感觉。正念疗法可以抑制压力荷尔蒙，因此也会带来一定的美容效果。

·在保养身体的时候，要注意自己是否被害怕衰老的心理所主导（衰老恐惧）。不要试图去消除或隐瞒年龄增长所带来的变化，而是接受自身的这种变化——在这一前提下，把想要保持美丽的“热情”，变成自己原动力（情感驱动）。

·发现存在衰老恐惧后，就要注意自己固执性格（容易产生“就应该这样”的想法）和固有观念，然后运用ACT引导自己做出积极、正面的行为。

【方法 7】大家在一起能做的事情——集体冥想

· 创造机会以集体的方式一起做冥想，利用社交网络或者策划线下聚会都可以。据说，在中国台湾，有人为了达到超越老化的境界而建立了这样的组织（这样做既能给你带来良好的人际关系，又能提高你内心的幸福指数）。

【方法 8】一天内能做的事情——日常生活中的惊喜

· 早晨起床时，有意在头脑中产生“今天也要保持清醒”这样看似不可思议的想法。

· 伸懒腰的同时，注意感受身体接触床单的感觉。

· 想出这一天里你期待发生的三件事。

· 一天中，有意识地进行简短的休息。留意自己想玩手机的冲动，制定关闭手机的时间段，减少过度用脑和满心忧虑的情况。

· 在与他人交谈时（与家人或者在工作场合与同事沟通），想象自己正从房间的一角俯瞰整体。

· 尝试当个志愿者。

· 晚上临睡前，感恩这一天所发生的三件事。

* * *

从那之后，夏帆每 3 天左右就会到“永恒”养老院来，给老人们继续讲解日常正念疗法的知识。

最初还半信半疑的老人们，慢慢也开始变得兴致勃勃地听她讲课了。也许是经历了火灾这样生死攸关的事情，唤起了他们的生存意识吧。

外婆退房的事情——虽然还没有让她完全打消这个念头，但在我和斯科特的拼命劝说，以及养老院里其他住客的挽留之下，总算是暂时搁置了。我想这可能也是正念疗法所带来的宽容的效果吧。

“卡尔文，太好了。虽然年轻楼里的住客几乎都退房了，但是老爷爷、老奶奶们在听了夏帆的讲座后，都变得比以前更加热爱生活了。大家好像都因为学会了接受衰老这件事，而使内心获得了满足感。”

“嗯……好像是呢。”

不知为何，卡尔文表现出一副高兴不起来的样子。这对于总是以微笑示人、对谁都关怀备至的他来说，可真是稀有的事情呢。

“嗯？卡尔文，你怎么啦？”

面对我的询问，卡尔文慌忙回答道：

“没，没什么……放心吧，什么事儿也没有。”

他还是那样温柔的性格。为了不给我们添麻烦，他肯定隐瞒了什么事情。

“卡尔文，请你不要向我隐瞒。之前，你帮助过我。而且，也是你劝我继续留在这里的，不是吗？对此，我非常感谢。如果你遇到了什么困难的话，请一定告诉我。虽然我也不清楚自己能否帮得上忙……”

“嗯，呃……谢谢你。其实……”卡尔文一副筋疲力尽的样子开始说道。

“永恒”养老院在创办之初，就是以让年轻人和老年人混居为特色的“跨年龄交流养老院”。但是，这一次的大火把年轻人住的那栋楼烧毁了，年轻人们都不愿意再住在这儿了。虽然可以重建那栋楼，但是维修的成本非常大，出于“永恒”养老院的财务状况考虑，一时半会儿很难完成。如此一来，这里就失去了当初的特色，重新变回了一家小小的养老院。这也许会给今后的运营造成很大的困难。

卡尔文所表达的意思，大致如上。

“原来是这样。好不容易有这么棒的一个场所，也许有些变化也是件好事呢。”

听完我的话，卡尔文摇了摇头。

“不是的……其实，现在还顾不上那么遥远的事情。我听说这个场地的拥有者正在讨论，如果 6 个月内不给出重建方案的话，就会关闭养老院。”

“啊，关闭？！这也太……”

卡尔文点点头，深深地叹了口气。虽然他说话时的语气还是跟往常一样平淡，但听得出来他内心非常苦恼。

“要是这样的话，我倒有个好主意！”

我拍了拍卡尔文的肩。一直垂头丧气的他抬起头来看向我。

“我简单说吧，就是把这里改造成‘从衰老中获得自由的场所’！”

是的。这几周来，我一直在酝酿一个秘密方案。

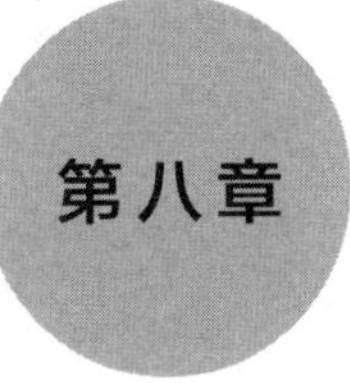

第八章

克服“大脑的老化”

——胆怯的杏仁核与对死亡的思考

“好厉害……美羽，报名的人数远超想象呢！”

卡尔文一边盯着电脑的屏幕，一边兴奋地说道。

“永恒”养老院的一部分设施被改造成了学习正念疗法的研修所对外开放——这就是我给出的“重建养老院”的点子！

为期三天的研修，是与耶鲁大学正念研究中心合作进行的，很多环节，斯特科（尤达大师）和夏帆也都会出席。

不过在这里担任讲师的，主要还是养老院中的老人们。他们除了讲解各种做冥想的方法外，还会与来访者畅谈人生。这是只有人生阅历和结晶性记忆都丰富的老年人才能提供的服务。老人们通过跨年龄交流的形式，为年轻人提供具有指导意义的建议——这并不需要拥有心理咨询师的执照。

原来年轻人所住的那栋楼里，有一些房间未受到火灾的影响，现在都被拿来作为该项目参与者的宿舍。“运用正念疗法让大脑在这三天里获得彻底的休息”——为了实现这一宣传口号，客房中仅保留最少限度的家具，刻意营造出一个不能看电视和上网的环境。

此外，由于养老院地处一个小山丘之上，能够与外界保持适当的距离，该项目的参与者们正好可以借此机会，躲避日常生活中的喧嚣，在被森林包围的建筑物中做做冥想、散散步，慢悠悠地度过三天的时光。

更棒的是，在莱斯利的帮助下，我开发完成了更新换代后的“Elpis III”设备。

和之前一样，这部机器将利用 VR 技术让人们看见自己未来的样子。但这一次我对其进行了改良，不再是煽动人们对衰老的恐惧心理，而是以此来缓和内心对衰老的不安，从而唤起人们接纳年岁增长的美好热情。

终于，这台设备有了和它的名字“Elpis”（希腊语“希望”的意思）真正相匹配的功能。

让参与者们通过“Elpis III”接受自己未来的样子，与此同时，再和老人们一道做正念冥想。这样一来，可以将人们从衰老恐惧中解放出来——这才是该项目的真正目标。

我们抱着试试看的心态发起了该项目，没想到竟然反响很大。

虽然价格不算便宜，但该项目刚一上线，就收到了大量的报名信息。

“美羽，真是太谢谢你了！多亏了你的主意啊。虽然我又赶紧追加了半年后的培训日程，但还是一下子就被预订满了。这么看来，养老院应该能被保留下来了！”

卡尔文真的非常开心，因为他比任何人都要热爱这家“永恒”养老院。看到他脸上的笑容，我也感到无比高兴，心里也暖暖的。

死后的世界不过是个“童话”吗？——霍金博士的话

外婆躺在床上，发出微弱的呼吸声。

“看来已经睡熟了呢。”

斯科特站在对面，安静地说道。

差不多一周前，我正在耶鲁大学的实验室里忙碌着，突然接到了卡尔文的电话。他告诉我外婆在吃东西时食物误卡进了气管，引起大家一阵手忙脚乱。

“本该早点给你打电话的……不过，现在已经没事了。”

我紧张的情绪还没缓和几天，外婆就又因为高烧倒下了。

经诊断是误咽性肺炎——食物卡进气管的时候，导致细菌进入呼吸道，引发了肺炎。医生说，之后的病情发展还不好下定论，但家属要做好最坏的打算。

此刻，外婆的表情却是那么安详。

自从开始做日常正念疗法之后，外婆的记忆力有了改善的迹象。她还用我买给她的彩色铅笔，为正在接受正念研修的年轻人画像，看起来非常开心的样子。出现健忘的情况也比以前有所减少，甚至有时还会主动提起过去的事情。

是啊，明明一切都在朝着好的方向发展。

“尤达，我现在还不想与外婆告别，我希望她能活得更久一些。但是，我这样想是不是太自私了？”

“嗯……我也希望能同亚希子还有美羽你，一起共度更多的时光。但是，人生无论再长，都不可能让每个人都觉得‘这样就足够了’。因此，死亡——特别是挚爱的人去世，无论到何时都是令人悲痛的事情。”

斯科特说着，眼泪已在眼眶里打转。第一次看见这个有着奇特外表的老人流泪……看来他一定也有过失去所爱之人的经历吧。

“人死后会怎样？科学能给什么解答吗？”

面对我的提问，斯科特摇了摇头。

“对于这个问题，科学也无能为力。死亡是最具有不确定性的一件事。我们只能通过别人的死亡，来想象自己死后会怎样。

“2018 年 3 月去世的理论物理学家史蒂芬·霍金[①]博士就曾说过：

---

① 史蒂芬·霍金（Stephen Hawking）：英国剑桥大学著名物理学家，现代最伟大的物理学家之一。主要研究领域是宇宙论和黑洞，证明了广义相对论的奇性定理和黑洞面积定理，提出了黑洞蒸发理论和无边界的霍金宇宙模型。——译者注

“‘天堂并不是死后的世界。那只不过是说给害怕黑暗之人听的童话罢了。’无法保证存在死后的世界。但是，同样也无法确切地证明其不存在。全世界的宗教都异口同声地认为存在死后的世界，但是究竟该如何去理解，也是见仁见智。”

到底有百分之几的人真正期盼“长生不老”？

“外婆，她也会害怕死亡吗？”

我断断续续地小声说道。

“怎么说呢……害怕死亡，可以说是所有不安和恐惧心理的源头。对人来说也是一个终极的话题。甚至包括对衰老的恐惧，说到底也还是来自对死亡的恐惧。

“你应该还记得吧？这种衰老恐惧心理反过来又会成为导致衰老的原因，对寿命产生影响。不难想象，人们对死亡的恐惧也是类似的一件事情。恐惧会消耗掉人们大量的精力，如果将这些精力都投入到生活上，说不定人生就会意外地变得很轻松吧。”

“尤达，这种对死亡的恐惧能够被消除掉吗？”

“能否消除暂且不论，实际上，恐惧是可以通过某些方法来加以克服的。客观来说，如果将生命活动的终止等同于死亡的话，此刻每一秒钟就有约 2 个人会死去。而如果把地球上所有的生物都算在内，那这一瞬间就正在发生着数不清的死亡。这么看来，死亡似乎又是一件平常事呢。”

原来如此……但是我觉得，并不能因为生命活动的终止是十分常见的事情，就可以让人不对其感到恐惧啊。

“死亡虽然很常见，但也是有其价值所在的。我之所以这么认为，是因为终结往往蕴含着巨大的力量。”看到我似懂非懂的样子，斯科特便继续说道，“比如，我曾经长年从事精神科医生的工作。其中就有连续五年的时间，我需要每周三次为病患提供心理辅导。但由于每次辅导的效果都不明显，所以想让患者张口说出重要的内容，也是特别困难的一件事。

“然而，等到病患弥留之际，反而能将此前一直守口如瓶的核心信息主动说出来。之前的沉默就像蝉蛹在酝酿的阶段，时机一到才会迅速取得巨大突破。终结的时刻就是具有这样的力量。”

“所以说为了人生的绚烂，终结也是很有必要的？”

听了我的问题，斯科特重重地点了点头。

“你还记得吗？我之前说过，细菌和癌细胞都不存在所谓细胞分裂的界限，也就是海夫利克极限。因此，它们自身就是‘长生不老’的。有别于正常生物细胞的不断进化，这些细胞本身缺乏会引起细胞死亡的机制。

“打个比方，就像没有刹车的汽车。若要完全发挥出车辆原本的价值（行驶），刹车系统也是必不可少的一个部分啊。”

如果死亡消失了，那这个世界会变成什么样子？

高速公路或大街上行驶着的汽车，如果全都刹车失灵了会怎样？

细细想来，还真是有些恐怖呢！

“从这个意义上来说，我还真不是毫无顾忌地渴望着长生不老。虽然这方面的科学研究正突飞猛进，但内心真的希望能永远活下去的人，应该还是只占极少数吧。而且，如果只延长那些渴望永生且生活富裕幸福之人的寿命，而将其他的人都从这个世界上淘汰掉——这样也不公平吧……”

不愿去想“死亡”，而是被过去和未来不断“压迫”着的生活方式

“尤达，”我开口说道，“如果你问我‘怕死吗’，老实说，我自己也不清楚。在那样害怕衰老的母亲身边长大，内心不由自主地也产生了衰老恐惧。但是，我还没有亲眼见过被死亡所折磨的人。所以，到底怕不怕死，我自己还无法断言。”

斯科特点着头，伸出了他的食指。像之前一样，眼睛里闪烁着亮光。

“美羽，接下来就进入最核心的内容了！死亡所带来的，其实是一种没有对象的恐惧或不安。‘怕蛇’‘怕妖怪’‘怕疼’——这些都有其明确的对象。然而，怕死这件事却没有。从这一点来说，要克服对死亡的恐惧确实会很困难。

“我们一直不愿意去直面它，这就让死亡显得很可怕。平日里，

人们都忙于为昨天发生的事情而悔恨，为下周的事情而担心。我们的生活都被过去的记忆或记录，以及将来的日程安排所压迫着，而死亡只是在遥远的未来才会发生的事情。我想这才是现代人内心那种‘对死亡莫名恐惧’的真相吧。”

“也就是说，若我们能摆脱被过去和未来所束缚的日常状态，让自己去正视死亡，不就可以克服对死亡的恐惧心理了吗？”

“啊，你想说的是所谓对死亡的思考吧！与其说是去正视死亡，倒不如说是消除在不知不觉间所产生的错误意识，从而让我们不再对死亡有莫名的恐惧。

“不再为昨日后悔，也不再忧虑明天，而是将自己的意识投向此时此刻。用全新的角度去审视‘此时此刻的瞬间，我正活着’这一事实。由此，你会有很多不可思议的新发现——这才是真正的正视死亡。”

死亡并不仅仅是在时间线的尽头等待着我们的、一个毫无意义的点。

而此时此刻的背后也蕴藏着无数的可能性。

有了“饥饿和孤独”，人才不会陷入“恐惧”之中？

“那，那不就是……”

在我说话前，斯科特又紧接着说道：

“是的，可以说正念疗法正是这样的一种思维方式。只要还一直被过去或未来所束缚着，就谈不上真正的活着。有禅僧就曾说过‘生和死就像一枚硬币的正反两面’，其实不也是相同的意思嘛。

“还有，日本的比较社会学家[①]把现代人害怕死亡的理由，归纳为‘时间感觉’一词。他基于对历史的详细分析，得出的结论是‘现时充足’——也就是让自己此刻过得更充实，才是解决死亡恐惧的方法。”

通过正念疗法将目光投向此时此刻，不仅可以让自己忘记死亡，从某种意义上来说，也是在让自己直面死亡。而且，同样有助于让我们接受死亡这件事，克服内心的不安情绪。

“例如，有一种名为‘惊恐发作’的疾病。简单来说，就是指整个大脑被负责死亡恐惧的最原始部位——杏仁核所‘绑架’的一种状态。关于这种疾病，甚至有人提出‘可以通过饥饿和孤独，来克服惊恐发作所带来的强烈不安感’。

“在离不开物质的现代社会，人为地将死亡与饥饿和孤独联系起来，让内心的意识转向此时此刻，从而消除不安情绪。当然，这不能被当成真正的治疗行为。但作为一种思路，确实也有其合理的一面吧。”

---

①“比较社会学”是社会学的一个分支学科。通过将两个以上社会的社会学时间资料进行比较研究，探讨其共性和差异性，进而阐明社会发展变迁的条件和规律的一门学科。——译者注

将意识投向此时此刻，去正视死亡——这才是克服死亡恐惧最好的方法。只有当你接受了死，才能让生变得更加绚烂。对于一直以来都被过去和未来所束缚，内心总是抱有不安的我来说，这是再适合不过的思维方式了。

“我不再害怕死亡了。甚至，对于不知何时就会到来的死亡，我也会抱有期待。但是与此同时，我会努力让每一天都过得更加充实。”

用 3 种观点来撰写“自己的悼词”

“不知不觉，我们竟开始聊起哲学话题啦……”斯科特又像往常一样发出了那奇怪的笑声，“太过专业的知识，你可能就听不太懂了。但是到目前为止，由一流的科学家们基于逻辑所建立起的这个世界，竟然同脑科学领域的知识以及认知疗法的思路等互相关联在了一起——仅仅这一点，还真是非常有意思呢。

“不过话又说回来，我作为一名科学家，同时也是一名医生，还是想再稍作具体的说明。

“比如，‘自己是不是病了？’‘自己的健康会不会受损？’——有的人确实很容易产生这样的恐慌心理。我们通常会把这个诊断为是‘疑病症’（Hypochondriasis）。这种病的根源，实际上也还是源于对死亡的恐惧。

“有研究报告指出，疑病症患者通过群组治疗法，勇敢地让自己想象被死亡所缠绕，反而能帮助他们改变自身的想法，从而使疑病症的病情得到改善。也就是说，即使是采用认知疗法，化解内心恐惧的唯一方法仍然是直面它呢。”

原来如此，关于这一点已经在临床上验证了其效果啊。

“尤达，直面死亡是否只能通过正念疗法来将自己的意识投向此时此刻？有没有其他的具体方法呢？”

“嗯……比如说，可以尝试去写一写，自己最期望的迎接死亡的方式。美羽，你是怎么想的呢？”

“嗯，那个……身处地中海或某个美丽的孤岛，和最好的朋友们一起围着餐桌，度过愉快的时光。回到家中，在窗前眺望美丽的大海。读完最喜欢的一本书，然后上床。就那样静静地停止呼吸……你觉得这样如何？”

“真了不起！听起来非常浪漫呢。除此之外，有的人会给自己列一张‘到死之前很想去做的100件事’的单子，还有的人会想象人生最后的晚餐。甚至，有的人会通过书籍或电影来思考死亡这件事。当然，也有的人选择到宗教信仰中去寻找答案……”

“虽说是自己的死期，但是通过自己的想象，好像也变得快乐起来了。”

“我再说点专业的吧。ACT是将认知疗法与正念疗法相组合而成的一种疗法。其常用的一种方式，就是让人‘想象自己的葬礼上所念的悼词’‘想象自己的墓碑上所刻的文字’。”

“呃……悼词。听起来总感觉很不吉利啊。”

据斯科特介绍，这种方法主要是通过想象自己一生的终结时刻，来回顾自己度过了怎样的人生。可以按以下 3 种观点来思考悼词的内容。

① 身体的（physical）

② 心理的（mental）

③ 精神的（spiritual）

“首先来说第一个。美羽，你想与自己的身体保持着什么样的关系？你希望在自己的葬礼上，怎么谈到这件事呢？”

听斯科特这么一问，我开始试着去想象。

“叶月美羽，她不想变老，所以特别在意自己的外表，在化妆品和美容整形上投入了大量的金钱。”

我可不希望悼词这样写！应该是像下面这样吧。

“叶月美羽，她坦然接受了年龄增长给身体带来的变化。并且，十分注重外在与内在之间的平衡。她很注意运动和饮食，一直散发出与年龄相配的美丽，是一个富有魅力的人。虽然她晚年患上了疾病，但面对病魔，她仍像接纳友人一般去选择了接受。”

通过这样的话语，差不多也能看清楚自己的价值观。我希望保持健康，但与此同时，也希望能成为一个有魅力的人。不用刻意去伪装自己的外表，要表现出与年龄相配的美丽。

像这样，我又从“②心理”和“③精神”等不同的观点，试着去思考自己的悼词。顺便说一下，第三种观点指的是“你想成为什么样的人，想拥有什么样的智慧，想要相信什么？”等比心理层面更为深入的精神层面的内容。

让我通过这三种观点思考过悼词，并由此确认我的价值观后，斯科特对我说道："ACT 的最后一个步骤是：美羽，为了实现你所描述的这三种价值观，你认为必须采取何种行动？请尽量控制在自己力所能及的范围内，不必说那种难以做到的事情。并且，如果可以的话，尽量描述得具体一些。迄今为止，在自己的所作所为中，哪些应该继续坚持？哪些则应被舍弃？还有哪些新的行为可以去尝试？试着就此给出自己明确的答案吧。"

* * *

斯科特一直守在外婆的病床前，他讲解的内容刚刚告一段落，我的手机就响了起来，是卡尔文打来的。

"美羽，有个大新闻要告诉你！"

一直很稳重的他，在电话那头激动地说道。看来，一定是一个好消息吧。

"火灾的原因调查清楚了。警方说是纵火案，附近高中的三名学生也已经自首了。"

后来，我回到了养老院，卡尔文把详情说给我听。

"那几个高中生供述的犯罪动机竟然是'对养老院里的老人有种莫名的厌恶'……其中一个人的家长偶然听到了他们的争吵，才使他们的罪行败露。”

“那，那……仅仅因为莫名的厌恶就选择纵火？真是太可恶了……”

我感到一阵轻微的头晕目眩。果然还是对衰老的厌恶心理在作怪啊。这种厌恶感肯定也潜伏在我自己的心中。

“确实太可恶了。美羽，人们只是因为与自己不一样便会想与其划分界线，甚至施加暴力。我很小的时候，就住在黑人贫民窟里，所以我太明白这种情况了。我的祖父母，只是因为黑色的皮肤，就遭受了迫害，甚至也连累到了我的父母亲。

“我真心希望不再有差异化，彼此接纳的社会能赶紧到来。所以，试行跨年龄交流的‘永恒’养老院对我来说就是一种希望的寄托。”

几天后，之前怀疑外婆的那几个老人也都向我表示了歉意。他们还说，等外婆康复了，也会正式地向她道歉。

* * *

傍晚时分，康涅狄格州纽黑文市逐渐走入了冬季。

从山丘之上的“永恒”养老院，可以一览夕阳中的美丽街道。

从那以后，外婆的病情就一直在恶化。今天下午，医生表示“已经无计可施了”。

“如果我猜错了的话，你可别介意啊……”我开口对斯科特说，“尤达你之前应该很喜欢外婆吧？”

听完我说的话，斯科特的脸上露出了羞涩的笑容。

看来是觉得不好意思了。

“你是什么时候发现的？是不是你给我看亚希子的彩色铅笔画的那次？”

“嗯，那时候，你还告诉我这是对凡·高的油画《鸢尾花》的临摹。”

“我 30 岁的时候，有一天开完学术会议后，独自一人去参观纽约大都会艺术博物馆。在那里，我遇到了一位正在聚精会神临摹《鸢尾花》的女人。”

“啊，那应该就是？”

“是的，就是亚希子。”

是这样啊，原来是这幅画勾起了他过去的记忆……

“亚希子是一位美丽、浑身散发着知性的女性。她当时虽然刚刚离婚，但是已怀有身孕。那个孩子应该就是你的母亲吧？自那以后，我们俩的关系……就请美羽你自行想象吧。

“后来，我与别的女人结了婚，亚希子也以新锐艺术家的身份获得了全世界的瞩目。我本想着再也不会遇见了，没想到时隔近五十年后，各自经历了不同人生的两个人，竟在这家‘永恒’养老院里偶遇了。”

说着，斯科特又拿出了那幅素描画。

他默默地盯着那幅画，宛如又回想起了与外婆在一起时的美好回忆。

我想，他们两个人一定曾有过一段短暂而幸福的时光吧。

尾 声

金缮之器

“啊……竟然瘦成这样了……”

我们正围在外婆的遗体周围。这时，有一位访客不期而至。

“妈，妈妈？！……你怎么突然来了？如果你打算来的话，可以提前跟我说啊。”

母亲好像没听见一样，眼睛一直望着躺在床上的外婆。

即便是这种时候，母亲的服装和发型还是保持着一副女演员的派头，只是眼睛周围的妆容，罕见的有些花了。

* * *

自那次“危机”后，“永恒”养老院已经顺利走上了重建之路。由这里的老年人结合自己的人生经验举办的正念研修活动，依然保持着场场满员的状态，甚至还吸引来了新闻媒体的报道。从该研修活动中获得的利润，虽然还远远不能满足维修房屋的需要，但是好在夏帆向州政府提出的资金补助申请已获得了批准。整个建筑物的翻新进度，正在以超出预想的速度进行着。

我在耶鲁大学的研究工作也取得了进展。原本用来煽动衰老恐惧心理的 VR 技术，现在被改造成了崭新的设备——用来帮助所有人内心变得更成熟。

幸运的是，“Elpis III”在专家群体中也掀起了热议，有很多投资家选择资助其今后的研发工作。

而被医生说“剩下的时间不多了”的外婆，却表现得与医生的预想正相反，令人惊讶地康复了。很多“永恒”养老院的住客都轮番来她的病床边看望，大家一起热闹地聊起了日常的话题。

每个人的脸上都带着笑容，病房里的气氛就像过节一样，根本看不出有任何悲伤的情绪。

在大家的欢声笑语中，外婆平静地离世了。

要说完全不悲伤那是假话。但是，外婆只身一人从东京到纽约，又来到康涅狄格州——她的人生旅途，现在又去往了一个新的目的地。一想到这儿，我的内心竟有了不可思议的满足感。

* * *

“真是的……总是任性地活着，任凭岁月蹉跎，现在老了变成了这个样子……也不给自己的女儿留下一句话，就那样任性地死了……”

母亲大声地说道。

没想到母亲对外婆一直有这样的看法。

但是，与此同时，我的内心却涌起难以言表的愤怒。

“（说到‘对自己的女儿弃之不理’，你自己的所作所为不还是一样吗？！怎么好意思那样埋怨外婆呢？）”

可是，我的话刚到嘴边还没有说出来，一直在旁注意着我表情的斯科特便插嘴了。

“响子，我想你也是一直在寂寞中长大的吧？

“但是，请你好好想一想。亚希子生前所创造出的美丽，让全世界多少人都为之着迷？她一边要抚养你长大，一边还要坚持创作，亚希子又过得有多辛劳呢？”

被眼前这个奇怪的瘦小老头这么一说，母亲瞬间怔住了。她缓了一会儿后，眼睛瞪着斯科特说道：

“虽然我不知道你是谁，但这件事与你没任何关系吧。说什么艺术？艺术和孩子到底哪个更重要，你说！她甚至有时候连一句话都不肯跟我说。而现在……就算想说，也不可能实现了！”

说罢，母亲肩膀颤抖着抽泣了起来。我还是第一次见没有醉酒的母亲在众人面前这样哭泣。

“你刚说了那样不恭敬的话，就应该道歉。我，是亚希子的一位老朋友。

“她曾经一边怀抱着年幼的你，一边向我倾诉内心的苦恼。她对我说：‘我一直在埋头走我自己的道路，却忽视了这个孩子，我真是没资格当一个母亲。’”

“……”

听到这句话，母亲瞬间变安静了，之后又突然流下了眼泪。

我赶忙走到母亲身边，安抚着她。

一种无法言表的情感涌上心头，我也开始不断流眼泪。

“毫无疑问，亚希子是一直爱着你的。我年轻的时候，就时常听她那样说过。虽然你们俩有隔阂，但她还是一直在关注你，就像你也一直在关注着美羽一样。只是，你们在情感方面也许都太过矜持，没能把爱很好地传递给彼此吧……

“但是，她身上那强大的基因，都被响子还有美羽好好地继承下来了。最好的证据就是，你们俩一个作为女演员，一个作为研究学者，都在各自的领域取得了很棒的成就。

“她的大脑与身体，在经历了漫长的时光后，依然保持着很好的运转。亚希子的身体并没有遭遇过癌症或心肌梗死的困扰。心脏、肝脏的功能，直到临终都处于非常健康的状态。

“别忘了，如此了不起的基因，也都被响子还有美羽所继承了。虽然亚希子去另一个世界了，这却是她留给你们最好的礼物。”

确实正如斯科特所言。

我们每一个人都会衰老，最终也都会死去。

但是，我们的人生所创造出的价值，却能在宇宙中永久地存续下去。

母亲走向外婆的遗体，平静地握着她的手。

“妈妈——”

这是我第一次听她亲口说出这句话。

* * *

我的学术研修终于到期了。

“美羽，你真的要走啦。”

卡尔文站在“永恒”养老院的门口，脸上流露出悲伤的表情。

我感觉自从那天突然晕倒之后，就好像一直在这里生活了很久很久。要是没有眼前的这个黑人青年，我在这里的日子肯定不会过得那样充实。一想到这些，我的心中就升起了一股暖流。

“卡尔文，真的……真的非常谢谢你。”

我紧紧地握住他伸出的右手，而他则犹豫地对我说道：“美羽，我们……什么时候才能再见面？”

他用那大大的瞳孔，一直看着我。

“我保证很快就会再见的。一定！”

我也像是在对自己说。

“美羽，这个送给你吧。”

斯科特又打开了那个熟悉的小木箱。箱子里装的就是外婆年轻时制作的那个“金缮之器”。我拿在手中仔细端详，仿佛又能感受到年轻外婆的气息。

“啊？可是，这个……”

“没事的。我想它现在最适合由美羽你来保管。”

虽然这曾是一件破损的陶器，但也正因如此，才诞生出了特有的美感。

有了它，我想我再也不会惧怕衰老了。

初春时节，风和日丽，天空中有黄色的蝴蝶在翩翩起舞。

后记

从“终结”中获得的启发

2016年7月，“当朝天皇打算生前退位”的新闻轰动了全日本。紧接着，8月8日，天皇陛下发表电视讲话，公开表明了“自己的心情”。

当时，我的处女作《高效休息法》刚刚出版。时隔多年，重返日本的我，也为这一新闻而大感吃惊。

“终于，这一天还是来到了呀。”

在此之前，日本的老龄化问题已经成为人们的一个“常识”。但是，其影响已经波及天皇。这样具有象征意义的新闻，还是冲击了我的内心。我还记得自己很快与藤田编辑联系，就此话题进行了一番交流。

“为如何度过余生指明方向。”

正是基于我自己内心的这种渴望，才有了创作这本书的灵感。

在那之后，日本和美国都相继出现了许多有关“衰老”的出版物。

但是，我却很难从中获取自己想要了解的信息。今后的人生里自己会遭遇什么？自己该如何去面对？更进一步说，必须怎样做，才能化解内心对衰老的恐惧？

我当时开设在洛杉矶的诊所也受到了时代的波及。病患逐渐呈现出高龄化，而且频繁地遇到记忆力低下和认知障碍等问题。

“阿尔茨海默病患病的原因还未明确，现有的药物只能延缓病情的发展。”

每次只能这样向他们进行说明，但我能明显感受到病患表现出的厌恶情绪。确实，站在病患的角度，这样无力的解释并不能让他们满意。针对阿尔茨海默病，也有人说过“还需要几十年的时间才能找出答案”。但是，包括我自己在内，恐怕不可能等待那么久了吧。

对于认知障碍症无计可施的医疗现状，戴尔·E. 布来得森就在他的著作中发出过感叹。他说：“我们难道已经对认知障碍症这一悲剧感到麻痹了吗？难道已经选择放弃，不再竭尽全力了吗？科学界的天才们，已经对阿尔茨海默病感到无计可施了吗？”

他借此番话痛诉了医疗的现状——专家们缺少了那种“想克服认知障碍症和阿尔茨海默病”的激情。与此同时，他也提到了“激情”可能有影响客观性的危险。

那么，作为心脑方面的专家，我们可以做哪些力所能及的事情呢?

上文提到的布来得森、研究端粒的权威伊丽莎白·布莱克本、白泽抗衰老医学研究所的所长白泽卓二等人，都曾有过类似的论述——压力是导致衰老和患认知障碍症的危险因素。

本书中所介绍的正念疗法，除了能缓和内心的压力以外，还能让我们的大脑转变为不容易衰老的状态。甚至还会给生活习惯和行为带来积极的影响，改善我们的运动与饮食状态，这才是真正抗衰老的对策。如果用“做菜”来打比方的话，其本身作为一种美味的食材的同时，还具有提鲜的功能，就像能让整道菜融为一体的“调味料”。

事实上，在这一领域仍有很多的未知内容。本书的内容，在确保“激情”与客观性相互平衡的同时，尽可能地将当今时代大家理应了解的知识，以具有科学依据的方式加以总结。倘若大家都能亲身去尝试一下本书所介绍的方法，笔者将由衷地感到欣慰。

* * *

2017 年 1 月，我得到机会能与白泽卓二先生一起，就本书的主题进行交流。

然而，就在对话开始前的半个小时，我得知家父只剩下 6 个月的生命。当时，白泽先生对焦虑中的我，以及我的父亲，都提供了宝贵的信息。我先借此机会向先生再一次表示感谢。

《高效休息法》一书的出版，让家父十分高兴。没过多久，他便去世了。我完全没有意识到，自己撰写本书的过程，正好也是自己直面家父去世的过程。

“生与死，是人生最重要的两大篇章。二者缺一不可哟。”

这是白泽先生曾经教导我的，可以说这句话给了我很大的帮助。在撰写本书的过程中，白泽先生也向我提供了许多关于“抗衰老医疗”和“预防认知障碍症”的宝贵建议。此外，本书中关于“美羽和斯科特一同照看亚希子”的场景对话，也是受到了白泽先生的启发。

本书能够成稿，还要感谢来自其他各个方面的关照。

在马萨诸塞大学正念研究中心担任负责人的贾德森·布鲁尔，他就专业的正念疗法与脑科学——特别是后扣带皮层的活跃度与大脑老化的关联性方面，和我进行了非常有意义的探讨。

加利福尼亚大学洛杉矶分校（UCLA）的副教授津川友介，就认知障碍症与饮食预防（MIND Diet）的意义，给予了我非常专业的意见。

同样在UCLA执教的正念抗衰老专家米特拉·马尼什，教给了我如何直面衰老与死亡，以及注重“此时此刻”的生活技巧。

京都大学教育学研究专业的森口佑介副教授，就儿童与老年人前头叶的发育状况，提供了非常了不起的见解。

Mindful-Health股份公司（Mindful-Health.co.jp）的董事长兼神经

内科医生山下明子，从其专业的“正念带来健康”的视角，就“日常正念疗法”提供了颇具建设性的意见。

能从各个领域的专家们那里获得宝贵的建议，真是让笔者喜出望外。在此特表示深深的谢意。

最后，还要向藤田悠表示感谢。他在《高效休息法》一书出版之后，仍继续为我提供各方面的协助。多亏了他的才智与深思熟虑，才让本书的格调有了进一步提升。自从两年前我与其商谈本书的创作灵感以来，他便不遗余力地一直提供帮助与支持。在此，我要由衷地向其表示感谢。

* * *

在去世前的几天，父亲的脑海中浮现出了一个想法。

“虽然知道不存在所谓的‘永远’，但还是希望能永远活下去。”

我这才注意到，本书的创作过程，竟与父亲人生的最终章互相产生了交集。

在父亲去世后，朋友发来的慰问令我难忘。

“水晶与冰块相比。冰块总是会融化，总是在变幻着形态，而水晶则永远是那样美丽。”

正因为接触了“死亡”这一人生的“终结”，才让我获得了启示。现在的我，仍然坚信这一点。

虽然，父亲已经不能亲眼看到这本书了，但是我想，他一定仍会那样的开心吧。

久贺谷亮

图书在版编目（CIP）数据

掌控精力 /（日）久贺谷亮著；金磊译 . — 杭州：
浙江教育出版社，2021.6

ISBN 978-7-5722-1829-3

Ⅰ . ①掌… Ⅱ . ①久… ②金… Ⅲ . ①大脑—普及读
物 Ⅳ . ① R338.2-49

中国版本图书馆 CIP 数据核字（2021）第 092091 号

责任编辑　杜　玲　　**美术编辑**　曾国兴
责任校对　董安涛　　**责任印务**　沈久凌

掌控精力
ZHANGKONG JINGLI

［日］久贺谷亮　著　　金磊　译

出版发行　浙江教育出版社
（杭州市天目山路 40 号　电话：0571-85170300-80928）
发　　行　浙江省新华书店集团有限公司
印　　刷　三河市冀华印务有限公司
开　　本　880mm × 1230mm　1/32
成品尺寸　145mm × 210mm
印　　张　6.75
字　　数　150 千
版　　次　2021 年 6 月第 1 版
印　　次　2021 年 6 月第 1 次印刷
标准书号　ISBN 978-7-5722-1829-3
定　　价　52.00 元

如发现印装质量问题，影响阅读，请与本社市场营销部联系调换。
电话：0571-88909719